La fabrique du *care*

Psycho - logiques

Collection fondée par Philippe Brenot
et dirigée par Joël Bernat

Sans exclusives ni frontières, les logiques président au fonctionnement psychique comme à la vie relationnelle. Toutes les pratiques, toutes les écoles ont leur place dans Psycho - logiques.

Dernières parutions

Jean-Curt KELLER, *Intersubjectivité. Une conception interactionnelle du psychisme*, 2024.

Fabrice BAK, *Le haut potentiel intellectuel réalisé. Vivre enfin et ne plus survivre*, 2024.

Michel MANAVELLA, *L'animal métaphysique, Petit manifeste de psychologie existentialiste*, 2023.

Alain DENIS, *L'enfance, et alors ! Chronique pédiatrique*, 2023.

Gérard NETTER, *La haine de l'autre, exutoire de la haine de soi. Approche clinique*, 2023.

Matthieu JULIAN, *L'insomnie chronique à l'adolescence. Genèse, fonctions et facteurs de chronicisation,* 2023.

Claude BERGHMANS, *Spiritualité et santé mentale. Approches thérapeutiques émergeantes*, 2023.

Nicolas SAJUS, *Souffrance sans influence. Pour une éthique de la relation d'aide,* 2023.

Marie Claude BARBIN, *Briser les silences, Témoignage d'une psychologue,* 2023.

Liviu POENARU, *Inconscient économique*, 2023.

Sonya ZADIG, *Traitement de la maladie psychique en terre d'Islam. Étude de la dépression chez des femmes tunisiennes post-Printemps arabe*, 2023.

Marie LORCHER, *La perversion narcissique dans son lien à l'autre*, 2023.

Patrick Ange RAOULT, *Le doctorat professionnel des psychologues. Une aporie face au pouvoir médical ?* 2023.

Damien Collard

La fabrique du *care*

Vers une société du soin mutuel

L'Harmattan

Du même auteur :

Gériatrie : carrefour des souffrances.
Une approche par la psychodynamique du travail
L'Harmattan, 2021

Le travail, au-delà de l'évaluation. Normes et résistances
Érès, 2018

Le travail des huissiers.
Transformations d'un métier de l'écrit
(avec Béatrice Fraenkel, David Pontille et Gaëlle Deharo)
Octarès, 2010

5-7, rue de l'Ecole-Polytechnique, 75005 Paris
http://www.editions-harmattan.fr
ISBN : 978-2-336-44552-6
EAN : 9782336445526

Introduction

Au printemps 2010, la première secrétaire du Parti socialiste, Martine Aubry, dévoile son projet de société dans la perspective de l'élection présidentielle de 2012 et appelle de ses vœux l'édification d'une « société du soin mutuel » ou du « *care* »[1]. La thématique du *care* fait alors une entrée fracassante dans les débats politiques français, suscitant « critiques et questions à gauche comme à droite » (Laurent, 2010), après avoir « infusée » à bas bruit au sein du LIS (Laboratoire des idées socialistes) sous l'impulsion de la philosophe Fabienne Brugère (Chahsiche, 2014). Les propos de Martine Aubry sur le *care* lui vaudront d'essuyer quelques sarcasmes. Le journaliste de RTL, Jean-Michel Aphatie, ira jusqu'à lui décerner « un "prix de nunucherie", fustigeant avec violence un "galimatias de bons sentiments", un "record de banalités et de poncifs au cm^2" » (Laurent, 2010).

Mais d'où vient le concept de *care* – un anglicisme évoquant une action bien particulière (l'acte de *care*) que l'on pourrait traduire par « prendre soin de » (ou encore « prêter attention à ») quelqu'un ou quelque chose – et que recouvre-t-il au juste ?[2] Répondre précisément à cette question suppose de se tourner vers les théories du *care*.

Les recherches sur le *care* débutent aux Etats-Unis dans les années 1980 avec les travaux pionniers de Carol

---

[1] A travers une interview accordée à *Mediapart*, puis une tribune parue dans *Le Monde* (Schmitt, 2010). A cette époque, elle n'est pas encore candidate à l'élection présidentielle française. Elle officialisera sa candidature le 28 juin 2011, lors d'un discours prononcé à la gare Saint-Sauveur de Lille, son fief historique.

[2] Selon Laugier et Molinier (2009, p. 74-75), le terme *care* « est à la fois un verbe qui signifie *s'occuper de, faire attention, prendre soin, se soucier de* et un substantif qui pourrait, selon les contextes, être rendu en français par *soin, attention, sollicitude, concernement* ».

Gilligan (1982) et de Nel Noddings (1984)[3]. Tandis que les réflexions de Gilligan prennent place dans le cadre de la psychologie du développement moral, celles de Noddings sont ancrées dans une éthique de l'amour et dans le domaine de l'éducation morale. Les sources d'inspiration de ces deux autrices sont donc très différentes. Mais quels sont leurs apports respectifs à l'édification d'une théorie du *care* ?

Les réflexions de Gilligan s'inscrivent à l'origine dans le sillage des travaux du célèbre psychologue américain Lawrence Kohlberg (1981), mais en constituent également une critique. Ce dernier a créé un modèle du développement moral en six stades qui fait autorité[4]. Confrontés à un dilemme moral, les sujets qui acquièrent la maturité morale sont, selon Kohlberg, capables de faire preuve d'autonomie et d'impartialité dans la mesure où ils savent appliquer des règles et des principes généraux dans un cas particulier. C'est en fait la capacité à inscrire sa réflexion dans une éthique de la justice qui est le gage d'une certaine maturité morale, selon Kohlberg. Ainsi, au stade qui correspond au plus haut degré de développement moral, le sujet fait preuve d'impartialité parce qu'il est capable de prendre en compte le point de vue de chaque acteur. Ce modèle a fait l'objet de plusieurs critiques. Tout d'abord, la théorie de Kohlberg est élitiste et hiérarchique ; elle tend ce faisant à faire l'apologie de la société libérale, voire à justifier les inégalités qui existent entre les groupes sociaux[5]. Ensuite, « la compétence intellectuelle à résoudre des dilemmes

---

[3] Certaines théoriciennes du *care*, à l'instar de Virginia Held (2006), font néanmoins remonter les premières réflexions sur l'éthique du *care* à un article de la philosophe Sara Ruddick, intitulé « *Maternal Thinking* », paru en 1980 dans la revue *Feminist Studies*.

[4] Les stades de Kohlberg sont cognitifs, séquentiels et hiérarchiques.

[5] Selon Joan Tronto (2009, p. 109), « Kohlberg reconnaissait que, dans notre société inégalitaire, l'appartenance à une classe sociale affectait le niveau de développement moral de l'individu ».

moraux hypothétiques ne se traduit pas nécessairement par une conduite morale dans le monde » (Tronto, 2009, p. 113). Enfin, les travaux de Kohlberg sont grevés d'un biais de genre selon Gilligan (1982, 2008). « Il s'avère [en effet] que les filles de l'échantillon de Kohlberg n'accèdent pas aux stades les plus élevés du développement. Leurs réponses sont diagnostiquées comme « déficientes ». (…) Gilligan pointe, dans le modèle de développement proposé classiquement par Kohlberg, l'incapacité du langage de la justice à appréhender les expériences et les points de vue des femmes comme moralement pertinents. » (Paperman, 2013, p. 14) Or, nous dit Gilligan, les femmes traitent les problèmes moraux d'une manière différente de celle des hommes : elles prennent en effet davantage en compte les relations humaines dans leurs réflexions et tiennent compte du fait que les êtres humains sont interdépendants. Gilligan (2008) fait donc entendre une « voix différente » – principalement celle des femmes – qui cherche avant tout à préserver et à entretenir les relations humaines en jeu dans un dilemme moral. Elle résume la situation en ces termes : « le problème moral [chez les femmes] est davantage provoqué par un conflit de responsabilités que par des droits incompatibles, et demande, pour être résolu, un mode de pensée plus contextuel et narratif (…). Cette conception de la morale se définit par une préoccupation fondamentale du bien-être d'autrui et centre le développement moral sur la compréhension des responsabilités et des rapports humains ; alors que la morale conçue comme justice rattache le développement moral à la compréhension des droits et des règles. » (Gilligan, 2008, p. 40) Ainsi, à une éthique de la justice portée par Kohlberg, mais aussi Rawls (1997) et Habermas (1979), elle oppose une éthique du *care* et de la relation, qui serait avant tout l'apanage des femmes. Il y aurait donc deux types d'éthique selon Gilligan, tout aussi légitimes l'une que l'autre. Cependant, elle ne rompt pas totalement avec la théorie de Kohlberg puisqu'elle postule, elle aussi, des stades de développement moral. Elle met en effet en évidence trois stades à propos de l'éthique du *care* : le premier serait entièrement égocentrique (la personne chercherait exclusivement à défendre ses intérêts) ; le deuxième serait centré vers le bien-être d'autrui (la sollicitude, l'altruisme, l'abnégation, voire le sacrifice de soi… seraient alors au rendez-vous) ; le troisième correspondrait à une situation où la personne est capable de prendre en compte le bien-être d'autrui, tout en tenant compte de ses propres besoins, ce qui l'amènerait à raisonner en termes relationnels – préserver les relations humaines constituerait ainsi l'horizon ultime vers lequel tend toute éthique du *care*.

Le travail de Gilligan a été néanmoins critiqué, y compris dans les milieux féministes. En renvoyant les hommes à une éthique de la justice (et en associant au masculin des qualités comme l'impartialité, l'autonomie, ou encore la raison) et les femmes à une éthique du *care* (en associant au féminin des qualités comme la sollicitude, le sens du relationnel, la recherche de l'entente), Gilligan ne renforce-t-elle pas les stéréotypes de genre les plus ancrés, ainsi qu'une forme d'essentialisme ? Telle est la question que l'on peut se poser. Dans leur ouvrage *Vers une société du care*, Ibos, Damamme, Molinier et Paperman (2019) font néanmoins remarquer que Gilligan a pris à bras-le-corps les critiques qui lui étaient adressées, en montrant, « sur la base d'enquêtes longitudinales, que la capacité à se soucier des autres était étouffée chez les garçons dès la prime enfance par leur éducation, mais qu'elle pouvait réapparaître à l'âge de l'adolescence, une période de crise et de remaniements qui offre une seconde chance au développement moral. (…) Gilligan n'essentialise pas la morale, elle montre comment celle-ci se développe en fonction des normes de genre. Bien sûr, cette socialisation genrée produit des effets de différenciation qui ressemblent parfois à s'y méprendre à une « seconde nature ». » (Ibos et *al.*, 2019, p. 62 et 63) Cette précision est importante, Gilligan ayant toujours cherché à déconstruire les normes et les stéréotypes de genre, à rebours donc de toute forme de réification.

Venons-en maintenant aux travaux de Nel Noddings (1984, 1995), l'autre pionnière du *care*. Tout comme Gilligan, Noddings souligne l'existence de deux types d'éthique : une éthique de la justice et une éthique du *care*. La première serait l'apanage des hommes et renverrait à une conception impersonnelle de l'amour et de la justice, à une éthique qui serait détachée des contingences de la vie ordinaire. La seconde serait spécifiquement féminine et renverrait à la propension naturelle des femmes à prendre soin des autres. Noddings assume donc un certain « maternalisme », comme le résume Brugère dans son ouvrage *L'éthique du « care »* : « elle défend, d'une part, l'ancrage des dispositions éthiques propres au soin dans des vertus féminines, et d'autre part, le fait que l'attitude de soin (…) est structurée par le modèle de la relation mère-enfant, la maternité étant comprise comme une expérience biologique et psychologique spécifique capable de servir de socle à une conception de la coopération sociale qui repose sur le soin. Le point de départ tient dans la défense d'une éthique naturelle des sentiments, celle qui consiste à prendre soin des autres. (…). Une telle théorie prend le contre-pied de toute une tradition philosophique rationaliste et masculine pour déployer un idéal éthique du souci des autres enraciné dans l'expérience morale des femmes. » (Brugère, 2011, p. 10 et 11)

Les réflexions de Noddings sont intéressantes à deux titres. Premièrement, elle rejette catégoriquement l'idée de stades de développement moral et évite de ce fait les travers de l'approche développementale. Selon Noddings, le *care* est davantage une question de sensibilité et de responsabilité que de raisonnement moral. Il convient plutôt de l'appréhender comme un élan naturel, un mouvement spontané qui surgit du fond de l'être et qui est orienté vers le bien-être d'autrui. Deuxièmement, la perspective de Noddings permet de penser le *care* en termes de relations interpersonnelles, la dyade mère-enfant étant selon elle la matrice de toute relation de *care*. Avec Noddings, le *care* est davantage « une théorie éducative qui vise spécifiquement les relations interpersonnelles » qu'une théorie politique (André, 2013, p. 17). La différence avec Gilligan est très nette.

Cependant, la position de Noddings n'est pas sans poser problème. En faisant de la relation mère-enfant l'archétype de la relation de *care* et en soutenant le fait que le *care* est avant tout un élan naturel féminin, elle tend à enfermer les femmes et le *care* dans le maternalisme et à conforter l'essentialisme. C'est d'ailleurs ce que souligne Brugère (2011, p. 9 et 10) : « elle s'enferme dans un naturalisme féminin que la norme du soin, enracinée dans le maternage, construit. (...). Elle a pu laisser croire à une nouvelle essence ou identité des femmes qui se réorganisait à travers le soin, prioritairement pensé dans le maternage comme affaire exclusivement réservée aux femmes. (...). Dans ce cas l'éthique du *care* déploie la perspective d'une complémentarité entre les hommes et les femmes, ces dernières étant renvoyées à la sphère traditionnelle des sentiments maternels (...). Or, cette éthique risque de s'enfermer avec de telles thèses dans une théorie sociale et politique conservatrice puisque la place des femmes est ramenée à la figure des mères et de l'éducation qu'elles fournissent. » Autrement dit, dans la mesure où les réflexions de Noddings peuvent venir à l'appui d'une pensée conservatrice – voire réactionnaire –, elles sont susceptibles de conforter le système patriarcal. C'est d'ailleurs principalement pour cette raison que les travaux de Noddings n'ont pas été traduits en français, contrairement à ceux de Gilligan et de Tronto.

Venons-en justement aux travaux de Joan Tronto, une politologue féministe américaine qui a acquis une renommée mondiale avec la publication, en 1993, de son ouvrage *Moral Boundaries: A Political Argument for an Ethic of Care* (traduit en français en 2009). Pour Tronto (2009, p. 145), le *care*, qui « est à la fois une pratique et une disposition », ne peut se résumer aux seules relations de soins entre personnes et doit être pensé de manière beaucoup plus large[6]. En désencastrant le *care* des seules activités de soins aux personnes, Tronto lui donne une véritable portée politique, comme le souligne Liane Mozère dans l'avant-propos qu'elle a rédigé pour la traduction française de *Moral Boundaries* : « Lorsque Daniel Defert crée l'association AIDES qui permet aux malades [du sida] de se regrouper, d'échanger et d'intervenir sur la manière dont l'institution médicale les traite, n'est-ce pas une manière de prendre soin et de prêter attention aux patients à l'opposé d'une vision experte (…) ? Lorsque les faucheurs volontaires détruisent des plants OGM, ne prennent-ils pas soin de la terre et des corps qui en font partie au sens d'une éthique politique du *care* telle que Tronto le définit ? » (Mozère, 2009, p. 9) Ce pas de côté est d'une importance absolument cruciale, pour deux raisons au moins. D'une part parce qu'il ouvre la voie à une analyse des formes d'actions collectives qui ont délibérément pour visée le *care*. Il offre donc un cadre pour qui veut penser la

[6] Penser le *care* comme une pratique suppose de prendre en compte le contexte global du *care*. Comme l'affirme Tronto (2009, p. 163), « Nous ne pouvons ignorer les besoins réels de toutes les parties prenantes : nous devons prendre en considération les préoccupations des destinataires du soin, comme les compétences de ceux qui prennent soin des autres et le rôle de ceux qui assument la « prise en charge ». »

fabrique du *care*. D'autre part parce qu'il permet de « dégendériser » le *care* pour reprendre l'expression de Molinier (2010a) et de dépasser certaines oppositions factices. En nous invitant à braquer le projecteur sur les connexions qui existent entre l'ensemble des personnes impliquées dans une action collective ainsi que les liens qui les unissent, Tronto ne nous incite-t-elle pas à dépasser les dichotomies habituelles ? Par exemple entre le masculin et le féminin[7], entre une éthique de la justice et une éthique du *care*[8], entre intérêt pour soi et intérêt pour autrui, ou encore entre humains et non-humains ? La définition très large du *care* qu'elle donne avec Berenice Fisher en 1990 en témoigne : « nous suggérons que le *care* soit considéré comme une activité générique qui comprend tout ce que nous faisons pour maintenir, perpétuer et réparer notre « monde », de sorte que nous puissions y vivre aussi bien que possible. Ce monde comprend nos corps, nous-mêmes et notre environnement, autant d'éléments que nous

[7] A noter, cependant, que le propos de Tronto n'est pas de gommer et de masquer les inégalités et les rapports de domination existant dans les sociétés occidentales, puisque, selon elle, « le *care* est affecté par le genre, la race, la classe » (Tronto, 2009, p. 156). Par le genre car les tâches de *care* échoient majoritairement aux femmes. Par la race puisque, si l'on prend l'exemple des Etats-Unis, « les emplois de « nettoiement » sont de manière disproportionnée attribués aux femmes et aux hommes de couleur » (Tronto, 2009, p. 157). Par la classe dans la mesure où « les personnes les moins aisées dans la société sont de manière disproportionnée celles qui dispensent les soins et que les membres les plus riches de la société utilisent fréquemment leur position de supériorité pour transférer à d'autres la charge du travail de soin » (Tronto, 2009, p. 156).

[8] Avec d'autres intellectuelles féministes, Tronto (2009, p. 185) avance que « la division entre justice et *care* est artificielle et qu'une théorie du *care* exige aussi une théorie de la justice ». Et, s'il en ainsi, c'est parce qu'une théorie de la justice « est nécessaire pour distinguer les besoins les plus urgents de ceux qui le sont moins » (Tronto, 2009, p. 184 et 185).

cherchons à relier en un réseau complexe, en soutien à la vie. » (Fisher et Tronto, 1990, p. 40)

Cette définition très extensive du *care* est intéressante à deux titres. Premièrement, Tronto fait du *care* un ensemble de pratiques reliées entre elles, « certaines étant plus générales, d'autres plus spécifiques » (Tronto, 2009, p. 14). Elle prend l'exemple de la chirurgie pour illustrer son propos. Selon elle, « La pratique d'une forme particulière de la chirurgie fait partie de la pratique de la médecine, qui appartient au domaine de la santé, qui à son niveau le plus général, participe elle-même du *care* » (Tronto, 2009, p. 14). Deuxièmement, cette définition saisit l'essentiel de ce que recouvre le *care* parce que celui-ci est fondamentalement ubiquitaire (le cantonner à la seule sphère du soin aux personnes, comme tend à le faire Noddings par exemple, est donc une erreur selon Tronto). Par ailleurs, cette définition, qui inclut le « *care* environnemental » (Raïd, 2013), permet d'ouvrir le *care* sur de nouvelles problématiques, comme la lutte contre le réchauffement climatique ou la préservation de la biodiversité[9]. En effet, dans la mesure où elle ne se limite pas aux relations existant entre les humains, elle peut aussi s'appliquer aux interactions entre humains et non-humains, « ainsi qu'à des objets et à l'environnement » (Tronto,

---

[9] Dans une perspective de *care*, la philosophe Sandra Laugier soutient que « La réalité de la dépendance est aussi la prise de conscience de notre lien à l'environnement et au monde animal. Du coup la vulnérabilité ne renvoie plus étroitement à une catégorie de 'vulnérables' — des humains à qui nous devrions une attention spécifique et que nous négligeons habituellement. La vulnérabilité (…) peut alors être étendue au non-humain : la vulnérabilité animale, mais aussi celle de tout ce qui dans la nature est fragile, à protéger — la biodiversité, la qualité de l'eau, etc. La découverte de la vulnérabilité, sa centralité, met en évidence l'interdépendance : de l'homme, de l'animal, de l'environnement. » (Laugier, 2015, p. 131)

2009, p. 144). Tronto en appelle donc à une extension du domaine du *care*.

Son approche est cependant loin de faire consensus dans la communauté académique. Certaines théoriciennes du *care*, à l'instar de Diemut Bubeck, préfèrent en effet retenir une définition plus balisée du *care*. Ainsi, selon Bubeck (1995, p. 129), le *care* est « le fait, pour quelqu'un, de répondre aux besoins d'une personne qui se trouve dans l'incapacité de le faire elle-même, et surtout d'assurer ses soins en contact direct avec elle, cette interaction en face à face étant un élément central du travail du *care* ». Cette définition très précise du *care* – finalement assez proche de la conception de Noddings[10] – s'oppose à la définition très extensive du *care* proposée par Fisher et Tronto (1990).

Si l'œuvre de Noddings a été accueillie très froidement en France, et finalement marginalisée, les travaux de Gilligan et de Tronto ont, eux, reçu un accueil chaleureux dans certains milieux intellectuels français. Le *care* continue néanmoins de faire débat. D'un côté, il est vivement critiqué par ceux qui pointent le risque d'essentialisme inhérent à ce concept. En effet, « il a d'abord été perçu en France comme une apologie des valeurs et des activités féminines, un réenchantement de la servitude, et il a été considéré avec méfiance par beaucoup de féministes qui voyaient dans la promotion d'une voie différente en morale, une nouvelle forme d'essentialisation de la féminité » (Ibos et *al.*, 2019, p. 62). Il a ensuite été vigoureusement combattu – voire totalement dénigré – par certains intellectuels français (comme le philosophe Michel Onfray, 2010), traditionnellement peu ouverts aux travaux en provenance des Etats-Unis (voir par exemple le débat houleux et caricatural autour du « wokisme », un

---

[10] Même si la définition de Bubeck n'est pas empreinte de maternalisme ; elle se veut en effet neutre et factuelle.

mouvement venu des Etats-Unis[11]). D'un autre côté, il a nourri les travaux de chercheurs provenant de différentes disciplines (philosophie, sociologie, sciences politiques, psychologie, économie, sciences de gestion, etc.) qui se sont efforcés de se réapproprier le concept de *care* et de frayer de nouvelles voies. Arrêtons-nous justement sur quelques-uns de ces travaux pour en dégager les lignes de force.

Dans la lignée des travaux de Gilligan et de Tronto, des réflexions autour de l'éthique du *care* ont émergé en France, à partir des années 2000, afin de mieux cerner ses caractéristiques. Plusieurs autrices ont ainsi souligné la non-normativité de l'éthique du *care* et le caractère nécessairement « situé » de ce type d'éthique (au sens où le *care* ne peut s'apprécier qu'au regard d'un certain contexte), mais également l'importance que l'on doit accorder aux relations humaines, ainsi qu'à la question de la vulnérabilité.

Dans le contexte français, ce regard particulier, attentif aux éléments contextuels et relationnels, tranche avec certaines analyses plus distanciées ayant une visée universaliste (et qui sont de ce fait plus proches d'une éthique de la justice que d'une éthique du *care*). Ainsi, pour Fabienne Brugère (2011, p. 24 et 25), « L'éthique du *care* doit être pensée à partir de la description de situations sous tension avec des protagonistes soumis à une grande vulnérabilité. (...). Ces situations témoignent de conduites qui ne tiennent pas à des règles ou à des principes *a priori* qui s'appliquent à des cas. Elles manifestent un souci de

---

[11] Le terme anglais « *woke* » peut être traduit par « éveillé » ou encore « être conscient », ici des injustices et des discriminations (à l'encontre des minorités et des femmes notamment). Pour une analyse des ressorts idéologiques de la critique du « wokisme », voir l'ouvrage de Francis Dupuis-Déri intitulé *Paniques à L'Université. Rectitude politique, wokes et autres menaces imaginaires*, paru aux Editions Lux en 2022.

l'interdépendance du monde, une attention aux autres dans le besoin. » Pour Sandra Laugier et Patricia Paperman (2005), mais aussi pour Pascale Molinier et *al.* (2009), il convient de prêter attention aux pratiques ordinaires et à ce qui est juste sous nos yeux (mais généralement que l'on ne voit pas) pour saisir et analyser les relations de *care* et explorer les soubassements éthiques des situations de *care*. Pour la philosophe Marie Garrau (2014, p. 28 et 29), « les activités de *care* étant toujours particulières et contextuelles, le « bon *care* » est indéfinissable, car il varie nécessairement selon la situation et le point de vue des acteurs impliqués. (...). Concrètement, cela signifie qu'un bon *care* ne pourra être défini sans que soient pris en compte les points de vue des différents acteurs du *care* sur leurs pratiques et les contextes dans lesquels celles-ci sont effectuées. »[12] Cette précision concernant le « bon *care* » mérite d'être soulignée parce que cela signifie que « cette norme ne prendra pas la forme d'une prescription universelle et abstraite qu'il suffirait d'appliquer indépendamment des contextes pour que le *care* effectué soit considéré comme bon » (Garrau, 2014, p. 29). Autrement dit, l'action pertinente sur le plan du *care* (et donc aussi sur le plan moral) dépend avant tout du contexte dans lequel celui-ci s'enracine. On voit ici clairement ce qui

[12] Les réflexions de Garrau sur le « bon *care* » s'inscrivent dans le sillage de celles de Tronto qui, dans ses travaux, distingue le « mauvais *care* » du « bon *care* », sans pour autant adopter une posture trop normative et surplombante. Selon Tronto (2009), le « bon *care* » s'inscrit dans un processus en quatre phases : 1.) est reconnu l'existence d'un besoin auquel il faut répondre (*caring about*) ; 2.) une action est envisagée afin de répondre à ce besoin (*taking care of*) ; 3.) un travail de *care* est réalisé afin de satisfaire ce besoin (le *care giving*) ; 4.) le bénéficiaire du *care* peut s'exprimer sur le travail effectué (le *care-receiving*). Si le « bon care » est un processus, il n'est effectif que si, au final, le bénéficiaire du *care* reconnait que la réponse apportée correspond à son besoin.

sépare une éthique du *care* (attentive au contexte et aux relations humaines) d'une éthique de la justice (fondée sur l'application de règles et de principes abstraits).

Mais si le *care* a suscité un certain intérêt en France, c'est aussi du fait de la charge subversive de ce concept et de sa portée politique. Quand il est mobilisé pour éclairer les inégalités (et les mécanismes de domination) qui traversent nos sociétés occidentales, il vient en effet à l'appui d'un certain nombre d'analyses critiques visant à déconstruire les rapports de domination, notamment entre les hommes et les femmes. L'autrice de référence est ici Tronto. Dans la mesure où le *care* est avant tout envisagé comme un ensemble d'expériences et d'activités, et non comme « une disposition psychologique qui serait inhérente au développement psychocognitif des femmes » (Molinier et *al.*, 2009), la perspective du *care* invite à identifier les personnes et les groupes qui le prennent en charge, c'est-à-dire celles et ceux qui réalisent quotidiennement les activités domestiques, de soins, d'aide, d'assistance, etc. « Ces activités sont, dans les sociétés occidentales, réalisées de façon privilégiée par des femmes, mais pas par toutes, ou par certaines personnes appartenant à des catégories subalternes (…). Ce sont ces activités de *care* « réservées » aux catégories subalternes qui focalisent l'attention, contribuant à marginaliser (…) l'importance du *care*. Il n'est donc pas contradictoire que de nombreuses femmes se reconnaissent *psychologiquement* dans l'éthique du *care* et qu'il faille pourtant en affirmer *politiquement* la neutralité en termes de genre : ni féminine, ni masculine. » (Molinier et *al.*, 2009, p. 11 et 12) Tout en ouvrant la voie à une analyse en termes d'intersectionnalité – puisqu'il s'agit d'appréhender les inégalités et les rapports de domination à l'intersection du genre, de l'origine ethnique et de la classe –, le *care* contribue à dénaturaliser des activités qui sont traditionnellement perçues comme féminines et permet de lutter contre toute forme d'essentialisme[13]. Dès lors, il ne pouvait apparaître que comme une ressource théorique de premier plan pour celles et ceux qui inscrivent leurs réflexions dans une veine critique.

Pour terminer ce tour d'horizon sur la réception des travaux sur le *care* en France, nous souhaitons braquer le projecteur sur le travail original de Pascale Molinier qui croise les réflexions sur le *care* avec la psychodynamique du travail, sa discipline d'origine. Fondée vers la fin des années 1970 par le psychanalyste Christophe Dejours, la psychodynamique du travail étudie les phénomènes de souffrance et de plaisir dans le travail. De manière plus précise, elle explore les conditions en fonction desquelles le rapport psychique au travail évolue vers la pathologie ou au contraire conforte la santé mentale (Dejours, 2016). Pour la psychodynamique du travail, le travail n'est en définitive jamais neutre sur le plan psychique : « Soit il autorise la transformation de la souffrance en plaisir, soit il y fait obstacle » (Molinier, 2008, p. 64). Néanmoins, les travailleurs ne subissent jamais passivement ce qui leur arrive : ils y contribuent par leur zèle ou bien ils s'en défendent. Ainsi, il a été montré que la souffrance était médiatisée par les défenses qui en modifient sensiblement l'expression (Dejours, 2016 ; Molinier, 2008). Ces défenses

---

[13] Par exemple, « si on fait l'histoire des tâches de nettoyage liées aux fonction corporelles, éléments centraux des soins dévolus aux plus dépendants (petits enfants, personnes âgées, grands malades, etc.), on remarque aisément que ces tâches ont été principalement dévolues aux femmes dans l'espace privé, familial ou professionnel, également aux populations issues de l'immigration ou encore aux classes ouvrières » (Brugère, 2011, p. 76). S'il en est ainsi c'est parce que ce type de *care* a toujours été délaissé par les « puissants » et disqualifié. Ils y ont certes recours, mais ne reconnaissent pas la valeur de ce type de travail (celui-ci est d'ailleurs faiblement rémunéré quand il s'effectue dans un cadre salarié).

peuvent être individuelles ou collectives (on parlera alors de stratégies collectives de défense) ; cependant, celles-ci ne sont pas forcément favorables au développement du sens moral (Dejours, 2017), ce qui pose des problèmes éthiques redoutables. Armée de la psychodynamique du travail, Molinier a ainsi pu revisiter les travaux sur le *care* et sensibiliser ses collègues sur les ambiguïtés inhérentes au travail de *care*, comme elle le dit elle-même : « L'une des premières motivations pour m'y intéresser a été d'enjoindre mes collègues philosophes ou sociologues à ne pas confondre l'éthique du *care* avec une morale des bons sentiments. La psychodynamique du travail permet de donner (...) toute leur place à l'ambivalence et aux défenses individuelles et collectives qui caractérisent le rapport au soin, tout en situant celui-ci dans des organisations sous forte contrainte. » (Molinier, 2021a, p. 19) Par ailleurs, en apportant aux travaux sur le *care* une théorie du sujet (issue de l'anthropologie freudienne), mais aussi une théorie du travail (issue du croisement entre psychanalyse, psychopathologie du travail, ergonomie et sociologie), la psychodynamique du travail s'avère être une ressource de premier plan pour explorer le travail de *care* et analyser les ressorts de la fabrique du *care*.

Dans cet ouvrage, nous étudierons les ressorts de la fabrique du *care* à travers quatre situations ; dans chacune d'elles se déploient toute une série d'actions – tantôt individuelles, tantôt collectives – afin de répondre à un besoin particulier : les soins à dispenser auprès des personnes âgées accueillies en milieu gériatrique (dans la première), la prise en charge des personnes en exil (dans la deuxième), l'aide à l'insertion professionnelle des jeunes diplômés de condition sociale modeste (dans la troisième), la protection de la faune sauvage (dans la dernière). Chaque situation sera l'occasion d'explorer un monde particulier, peuplé de femmes et d'hommes porteurs de valeurs, souvent engagés corps et âme dans des actions de *care* (que cela soit en tant que professionnels ou en tant que bénévoles)[14]. Par ailleurs, à chaque situation correspond une configuration spécifique du point de vue de l'action collective : (1) l'initiative peut en effet provenir d'un individu ou d'un petit groupe de personnes (bénévoles, militants, etc.) ou au contraire avoir un sous-bassement institutionnel fort (cas des professionnels agissant pour le compte d'une organisation dont la mission est clairement définie) ; (2) le travail de *care* peut avoir été pensé en amont (il existe alors une division du travail, des mécanismes de coordination, une mission à accomplir, des tâches à réaliser…) ou pas (l'action collective est alors émergente, le travail s'invente quasiment au jour le jour, en fonction des problèmes à traiter et des besoins auxquels il convient de répondre) ; (3) l'action collective dont il s'agit peut s'inscrire dans la durée (et être stable) ou bien être éphémère (et évolutive). Le *care* est donc tout sauf homogène : il a plusieurs visages et les pratiques de *care* sont diverses. C'est d'ailleurs cette diversité qui est intéressante à étudier. D'où l'intérêt de se frotter à différents terrains et à différentes questions.

Dans un premier chapitre, nous nous pencherons sur la prise en charge des personnes âgées accueillies en institution gériatrique et sur le travail de *care* déployé par le personnel soignant auprès de ces personnes, en portant une attention toute particulière au volet émotionnel et relationnel de ce travail. Le travail accompli en milieu gériatrique est emblématique du travail de *care*, avant tout parce qu'il est réalisé auprès de personnes particulièrement vulnérables et qu'il soumet les professionnels à rude

[14] Entrer dans la boîte noire que constitue la fabrique du *care* suppose d'étudier des actions concrètes car, comme le souligne Tronto (2009, p. 190), le *care* « implique nécessairement un engagement dans le concret, le local, le particulier ».

épreuve. Mais on pourrait en dire de même pour le travail effectué par certains bénévoles et militants auprès des personnes en exil, dans la mesure où ces dernières sont en très grande difficulté et où les citoyens qui viennent leur porter secours ne ressortent jamais indemnes de ce type d'expérience. Le *care* laisse en effet des traces. On le verra à travers le récit épique de Cédric Herrou (2020). Cela sera l'objet du chapitre 2. Le troisième chapitre nous conduira à nous intéresser aux pratiques de parrainage mises en œuvre par les parrains et marraines d'une association dont la mission est d'accompagner des jeunes diplômés provenant d'un milieu social modeste sur le chemin de l'emploi. Nous ouvrirons ce faisant la boîte noire que constitue le parrainage, en nous appuyant notamment sur les récits de deux parrains phares de cette association, sans rien éluder des ambiguïtés de ce genre d'action. Dans un quatrième chapitre, nous changerons complètement de sujet et de décor puisque nous nous focaliserons sur la problématique de la conservation de l'ours brun dans les Pyrénées françaises (une espèce sauvage menacée), en suivant dans leur travail les professionnels qui sont chargés de prendre soin du plantigrade. C'est donc le « *care* environnemental » qui sera au centre de ce chapitre. Pour terminer, dans un dernier chapitre, nous essaierons de tirer parti de la comparaison entre ces quatre situations de *care*, ce qui nous amènera à tirer plusieurs fils : celui des affects et des émotions tout d'abord, celui du genre ensuite, celui des compétences enfin.

CHAPITRE I

Le *care* en milieu gériatrique

Que recouvre le *care* en milieu gériatrique et dans quelles situations les actions de *care* se déploient-elles ? Par ailleurs, quelles sont les pratiques de *care* mises en œuvre par le personnel soignant et quelles difficultés rencontre-t-il sur le terrain ? Enfin, quelles compétences mobilise-t-il en situation de travail, notamment dans le contact avec les personnes âgées ? Pour donner à voir ce que le *care* recouvre en pratique, nous partirons de deux situations de soins ordinaires.

Deux situations de soins ordinaires

Les deux situations que nous allons exposer se déroulent dans une unité de gériatrie d'un hôpital public de la région parisienne[15]. Elles ont été recueillies dans le cadre d'une recherche-action que nous avons menée dans le courant de l'année 2018.

Une recherche-action en milieu gériatrique

Au départ, nous avons répondu à une demande d'intervention émanant du binôme responsable de cette unité : une médecin gériatre et une cadre de santé. Ce binôme souhaitait renforcer la coordination ainsi que la communication au niveau de l'équipe soignante, mais aussi améliorer la prise en charge des personnes accueillies dans l'unité. Il était notamment attendu du chercheur qu'il s'appuie sur les suggestions de l'équipe pour formuler des propositions d'amélioration de l'organisation du travail. Pour répondre à cette demande, nous avons réalisé une recherche-action, qui s'est déroulée en deux temps. Une

[15] Cette unité était composée de médecins, d'infirmières et infirmiers, ainsi que d'aides-soignantes et aides-soignants qui étaient amenés à travailler ensemble, mais aussi à collaborer avec d'autres professionnels de santé dans le cadre de la prise en charge des personnes âgées. Elle était composée de trois quarts de femmes et d'un quart d'hommes.

enquête de terrain a tout d'abord été menée[16] ; elle s'est étalée sur quatre mois et a donné lieu à la remise d'un rapport de recherche au comité de suivi de la recherche (une instance qui se composait du binôme médecin - cadre de santé, d'une infirmière, d'un aide-soignant et du chercheur). S'en est suivi une phase de discussion des résultats de l'enquête avec les membres de cette instance, ce qui nous a amené à amender notre rapport de recherche.

Ces deux situations mettent en scène un soignant et un patient âgé vulnérable. Dans la première, on y voit une infirmière très expérimentée – Francine[17] (titulaire d'un diplôme universitaire Plaies et cicatrisations) – et un homme âgé – Monsieur B – qui, bien que grabataire, n'a pas perdu son sens de l'humour, comme on le verra... La seconde met aux prises un aide-soignant aguerri – Paul – et un patient fragile – Monsieur D – qui cumule les problèmes de santé du fait de sa dépendance à l'alcool, mais qui est néanmoins lucide quant à son état. Nous exposerons dans un premier temps ces deux situations. Nous les analyserons dans un second temps.

Situation n°1 : Francine et Monsieur B

14 juin 2018 – Comme tous les jours aux alentours de midi, Francine (une infirmière) fait le tour des chambres pour dispenser auprès des malades les soins techniques quotidiens (prendre les constantes[18], réaliser les piqûres, etc.). Nous arrivons devant la chambre occupée par deux patients : Monsieur M, un homme extrêmement agressif qui pose beaucoup de problèmes à l'équipe soignante, et

[16] Nous avons effectué vingt-cinq entretiens semi-directifs auprès des soignants, ainsi que des « suivis d'activités » (Guérin et *al.*, 1997) dans le but d'observer leur travail, mais aussi d'étudier leurs pratiques langagières, comme l'avaient fait avant nous Grosjean et Lacoste (1999) dans leur étude du travail des infirmières.

[17] Tous les prénoms qui figurent dans ce chapitre ont été modifiés.

[18] Comme la tension artérielle, la température, le pouls, la saturation en oxygène, etc.

Monsieur B, un patient très apprécié des soignants. Francine s'affaire devant son chariot : elle prépare une piqûre pour Monsieur M afin d'éliminer un clostridium (une bactérie), tout en commentant la situation : « Je vais faire aussi mes glycémies…, en espérant que Monsieur M soit coopératif. (…). Il était dans un état d'énervement là… On a été obligés de lui faire une piqûre en intramusculaire. »

Une fois tout le matériel réuni et préparé, elle entre dans la chambre avec son chariot (qu'elle laisse près de la porte), pleine d'élan.

Francine (s'adressant à Monsieur M, lentement et très distinctement) : « Monsieur M ? Je vous embête un petit peu… Je vous prends le doigt pour faire la glycémie. D'accord ? Je vous pique. Voilà c'est terminé. » (Monsieur M a un geste de recul, il semble complètement hagard…)

Francine, tout sourire, se tourne ensuite vers Monsieur B, qui l'observe attentivement, d'un air malicieux.

Francine (à Monsieur B, d'un ton très enjoué) : « Voilà, à vous ! Chacun son tour, pour pas qu'il y ait de jaloux ! »

Monsieur B (faussement désintéressé, hausse les épaules) : « Oh j'en ai rien à foutre… »

Puis elle quitte la chambre, avant d'y revenir quelques minutes plus tard. Une fois revenue, elle se tourne vers Monsieur B afin de réaliser un test glycémique, puis se plante littéralement devant lui, tout en faisant semblant de pointer un pistolet dans sa direction : « Haut les mains ! Peau de lapin ! » lui lance-t-elle soudainement.

Monsieur B, ravi, obtempère sur le champ et lève les mains.

Francine approche alors son visage tout près de celui de Monsieur B ; puis elle plonge son regard dans le sien, tout en lui caressant les cheveux, avant de s'adresser à lui avec un ton langoureux : « T'es beau rasé comme ça… Tes cheveux… »

Monsieur B (qui ne la quitte pas des yeux, semble aux anges) : « Oui mais c'est quand il y a un coiffeur, c'est pas souvent… »

Francine (tout en réalisant le test glycémique) : « Voilà on y va… 12,7. C'est un peu trop élevé. Ça te fait un peu plus de deux grammes... »

Francine retourne ensuite à son chariot, prépare la piqûre d'insuline pour Monsieur B, avant de revenir vers lui afin de la lui administrer.

Francine : « Qu'est-ce que t'es beau patient ! Allez, je pique ! Toc ! Comment on te soigne ici… »

Monsieur B (en haussant les épaules) : « Ouais mais il y a les piqûres quand même… »

Francine (qui prend un air faussement dépité) : « Oui mais moi si j'en fais pas au moins une dizaine par jour je suis pas bien… »

Monsieur B (étonné) : « T'es pas bien dans ta tête ? »

Francine : « Non je suis pas bien dans ma tête... »

Monsieur B (faussement répugné) : « Quelle horreur ! »

Francine (tout sourire) : « Allez, à tout à l'heure. »

Monsieur B : « A tout à l'heure. »

Elle se dirige ensuite vers son chariot et en profite pour nous commenter la situation, tout en préparant les gélules de Monsieur B : « Donc ma collègue, tout à l'heure, son rôle va être de recontrôler la glycémie pour évaluer l'efficacité de ce que je viens de faire. »

Une fois les gélules préparées, elle revient vers Monsieur B, en lui lançant d'un air enjoué : « Mon petit B… Allez, les cacahouètes avant le pastis ! Voilà tu les mets une par une… »

Monsieur B (tout sourire) : « Ils devraient les faire carrées ! »

Francine éclate de rire, avant de se tourner vers son autre patient : Monsieur M.

Venons-en maintenant à la seconde situation, qui voit se côtoyer Paul et Monsieur B.

Situation n°2 : Paul et Monsieur D

22 mai 2018 – Ce jour-là, nous suivons Paul (un aide-soignant) dans son activité. En fin de matinée, il est sollicité par Monsieur D, qui souhaite aller aux toilettes en utilisant son déambulateur. Paul veut néanmoins s'assurer que celui-ci est capable de se déplacer. Il craint en effet la chute, Monsieur D étant un patient particulièrement fragile.

Après l'avoir aidé à se redresser, Paul se tourne vers Monsieur D : « Vous avez déjà fait une distance pareille en kiné ? »

Monsieur D (bravache) : « Je l'ai fait, ouais… »

Paul : « Alors on va essayer Monsieur D… »

Monsieur D (grimaçant et montrant son poignet droit à Paul) : « Et puis avec mon poignet à la con-là… »

Paul (qui se veut réconfortant) : « C'est pas grave. On est là pour vous aider Monsieur D… Bon, vous vous en sentez le cœur ? »

Monsieur D (très volontaire) : « Je vais y aller comme ça. »

Paul acquiesce, puis prend à pleines mains le fauteuil à roulettes de Monsieur D : « Bien, alors je vous suis avec le fauteuil. »

Monsieur D (d'un geste de la main) : « Oh c'est pas la peine ! »

Paul : « Au cas où Monsieur D… Si jamais vous tombez. Il faut que je vous sécurise, vous et moi avec… »

L'attelage constitué par Paul et Monsieur D se met en route, en avançant laborieusement vers les toilettes.

Monsieur D (en pointant la direction des toilettes) : « C'est là, hein ? »

Paul (d'un regard approbateur) : « Voilà, il faut juste avancer un peu parce que sinon on n'arrivera pas à ouvrir la porte… »

Monsieur D franchit le cap de la porte sans difficulté.

Paul (d'un ton enjoué) : « Bon ben maintenant vous avez la sonnette pour nous appeler Monsieur D… Bon ben c'est fantastique ça Monsieur D ! Voilà installez-vous… Très bien *Mister* D ! Alors Monsieur D, après il ne faudra pas tirer la chasse d'eau car il faudra qu'on vérifie vos selles. C'est l'infirmière qui vient de me le rappeler. Voilà, vous avez le papier qui est au mur. A tout à l'heure. »

Paul sort alors de la pièce et rencontre Stéphanie (une aide-soignante) en salle de pause : « Et bien il marche bien Monsieur D. Il a bien progressé. »

Paul (nous commentant la situation) : « Il était dans son lit, il ne bougeait pas quand il est arrivé. C'était un vieux clochard. »

Stéphanie : « Et tu sais qu'à chaque fois qu'il me voit il me demande où est la belle-mère. La belle-mère c'est Marie-Hélène[19]… »

Paul : « Ah quand même… ils sont marrants nos patients... Il est là depuis deux ou trois mois, mais il nous est arrivé en mode clochard. Pas de vêtements. La barbe. Une hygiène déplorable… Et puis il voulait juste rester dans son lit. Je crois qu'il vient d'un foyer à l'origine… Et puis, très rapidement, le fait de le mettre au fauteuil, ça lui a remis les pieds sur terre. Et depuis il est beaucoup mieux. Il parle. Il marche pour aller aux toilettes. Il s'habille. Non vraiment, c'est un patient qui a une bonne évolution chez nous… Ça fait plaisir. Mais ce que l'on nous fait comprendre c'est que

---

[19] Une aide-soignante de l'équipe en fin de carrière.

des patients comme ça on en aura de moins en moins, au détriment au contraire de grands déments, de patients beaucoup plus lourds à gérer. Bon c'est pour ça que maintenant on s'appelle « service polyvalent », alors qu'avant il y avait des spécialités… »

John, un autre aide-soignant, arrive alors dans la salle de pause et vient se mêler à la conversation. La sonnette activée par Monsieur D viendra interrompre la discussion…

Paul (de retour auprès de Monsieur D) : « Cela fait trois mois pile que vous êtes arrivé chez nous Monsieur D ! Attention, moi je compte chez nous parce qu'avant vous étiez au KB [CHU du Kremlin Bicêtre], vous êtes resté combien de temps là-bas ? Un petit bout de temps quand même… En tout cas, chez nous, en trois mois, c'est pas mal les progrès Monsieur D ! Vous vous souvenez comment vous étiez arrivé chez nous, dans quel état ? »

Monsieur D (qui esquisse un sourire) : « Comme une merde ! »

Paul : « Comme une merde ? [Rires] C'est un résumé parfait Monsieur D ! En même temps, vous avez un franc-parler, on va droit au but. Mais en trois mois quand même quels progrès ! »

Monsieur D : « Mais je suis toujours aussi con ! » [Rires]

Paul : « Ah oui mais ça on ne peut rien faire ! Par contre, sur la marche, ça a bien progressé. Ah sacré Monsieur D… En tout cas vous n'avez pas perdu votre humour… »

Monsieur D : « Oh j'ai bon caractère… mais attention au mec qui vient me faire chier ! »

Paul : « C'est vrai que vous êtes un ancien militaire, donc il ne faut pas trop vous embêter… »

Monsieur D : « Si on m'embête je riposte ! »

Paul : « Et surtout que vous remarchez maintenant ! Alors moi je préférais quand vous étiez couché dans ce cas-là. » [Rires]

Monsieur D, qui semble un peu perdu, se dirige alors vers la porte au lieu de retourner vers son lit.

Paul : « Là vous voulez retourner en kiné Monsieur D ? Parce que là vous vous dirigez vers la sortie… »

Monsieur D (qui semble perdu et fatigué) : « Ah bon ? »

Paul : « Ben oui parce que là vous vous apprêtiez à partir dans le couloir… »

Monsieur D : « Ah oui, je suis courageux… »

Paul : « Bon si vous voulez retourner en kiné là… Bon je vous sens un peu fatigué là… Allez je vais chercher le fauteuil. C'est mérité. »

Monsieur D acquiesce, puis se laisse glisser dans le fauteuil à roulettes ramené par Paul : « C'est relax là ! », dit-il, soulagé.

Paul : « Ah c'est relax là… Voilà Monsieur D… »

Monsieur D : « Ah, pendant que j'y pense, ma diarrhée ça vient du Pepsi-Cola… »

Paul : « Le coca ? »

Monsieur D : « Il était glacé. »

Paul : « Ah si vous l'avez bu trop frais oui peut-être… Mais quand même, il faudrait en boire une grande quantité, et généralement on vous sert un verre ou deux… La prochaine fois, attendez un peu avant de le boire. C'est vrai que quand on l'amène il est dans le chariot au frais… D'accord Monsieur D ? »

Monsieur D (tout sourire) : « Oui d'accord… mais la prochaine fois vous me mettrez un whisky avec des glaçons ! »

Paul (enthousiaste et complice) : « Ah ben on le prendra ensemble de préférence ! Ah ben oui alors ! »

Analyse : l'art de personnaliser la relation

Ces deux situations laissent entrevoir, en creux, ce qui, dans le métier de soignant, est le plus difficile à objectiver, à savoir le volet relationnel et émotionnel des soins. Celui-ci est pourtant au cœur de la relation de soins, et ce même quand la tâche à accomplir est de type technique, comme on le voit dans la première situation : Francine est en effet engagée dans un double travail, le travail technique (le *cure*) se doublant d'un travail relationnel et émotionnel sur *et* avec le patient (le *care*). Dans les deux cas, il s'agit pour le soignant de créer un climat propice à la réalisation des soins en travaillant la relation avec le patient. L'enjeu est en effet de créer une certaine proximité – voire complicité – avec le malade, en entrant véritablement dans « son monde », quitte à jouer sur les stéréotypes sociaux ou sexuels (consciemment ou inconsciemment) : le fait de surjouer la relation de séduction homme-femme dans le premier cas (l'initiative venant de Francine) ; la perspective de prendre l'apéritif « entre hommes » dans le second (même si c'est au second degré, Paul répond finalement à la demande de Monsieur D). Notons également l'omniprésence de l'humour dans les deux situations (tant du côté du patient que du côté du personnel soignant) ; c'est en effet l'humour qui permet de donner à la situation un caractère cocasse, burlesque, décalé et de créer une certaine connivence avec le patient. Cette complicité s'avère cruciale à deux titres : d'une part, cela permet de faire coopérer le patient au traitement et/ou à l'action engagée (c'est donc un gage d'efficacité) ; d'autre part, cela participe d'une certaine réhabilitation narcissique du patient (Monsieur B se voit en effet renvoyer l'image d'un homme séduisant ; Monsieur D, quant à lui, se voit renvoyer l'image d'un patient volontaire, en pleine progression).

Si ces deux situations donnent à voir les compétences relationnelles et émotionnelles du personnel soignant – comme l'attention portée à la situation de l'autre et la capacité à décrypter des signaux faibles et à ajuster sa posture[20] –, elles montrent aussi à quel point le travail de *care* mobilise la personnalité tout entière, et donc les ressources personnelles de celui ou de celle qui le dispense, jusques et y compris dans le champ de l'imaginaire. Dans les deux relations que nous venons d'examiner, c'est parce que les professionnels sont capables de mobiliser leur imaginaire, qu'ils peuvent *in fine* pénétrer dans le monde de leur patient et créer un contexte relationnel particulier pour travailler la relation sous un certain jour (par exemple, Francine, en empruntant les voies de la séduction et en donnant à la situation de soins un caractère quasi érotique, va jusqu'à créer une sorte de bulle entre elle et Monsieur B). Ceci n'est évidemment pas neutre du point de vue narcissique, tant pour le patient que pour le soignant. Pour le patient, c'est la porte ouverte à une forme de réhabilitation narcissique (celle-ci est d'autant plus importante que ce dernier est vulnérable). Pour le soignant, c'est l'occasion de renforcer son sentiment de maîtrise, sa professionnalité, d'obtenir de la reconnaissance de la part du patient, de mettre à l'épreuve son sens de l'humour, ou encore d'éprouver sa capacité de séduction… Autant de gratifications narcissiques qui permettent finalement de donner du sens à son métier et à la relation de soins.

---

[20] Cette compétence est visible dans la relation qui s'instaure entre Paul et Monsieur D, notamment au moment où Paul, percevant la fatigue de Monsieur D (qui a du mal à s'orienter dans la pièce), décide de changer de ligne de conduite (en proposant au patient de s'asseoir dans son fauteuil à roulettes).

Bien évidemment, nous avons ici affaire à deux situations de soins qui se déroulent sous les meilleurs auspices. D'une part parce qu'elles s'inscrivent dans une chaîne d'interactions positives, Francine et Paul ayant en amont pris soin de travailler la relation avec leurs patients (nous avons en effet observé, lors de notre enquête, que Francine et Paul avaient réussi à nouer dans la durée une relation de confiance avec Monsieur B et Monsieur D et que ce type d'échange tendait à se reproduire dans le temps). D'autre part parce que ces deux patients n'étaient pas pour l'équipe soignante des personnes qui posaient problème. Si Monsieur B pouvait parfois se montrer récalcitrant par rapport à la réalisation de certains soins, l'équipe arrivait malgré tout à ses fins. Quant à Monsieur D, il pouvait tenir des propos franchement déplacés à l'égard des soignantes de l'unité (remarques tantôt désobligeantes tantôt aimables sur leur physique, demandes réitérées pour qu'on lui prodigue un certain nombre de faveurs sur le plan sexuel[21], etc.), sans pour autant froisser quiconque. Les soignants prenaient d'ailleurs plaisir à converser avec ces deux patients, et ce même quand la conversation glissait sur le registre de la sexualité et que les propos du patient pouvaient sembler *a priori* déplacés. C'était finalement plus une occasion d'amusement qu'une source de problème, y compris pour les soignantes !

Travail de care *et sexualité : l'analyse de Pascale Molinier*

Pour Molinier (2009), le travail de *care* convoque la subjectivité tout entière, et notamment la sphère des affects. Cela l'amène à critiquer la dichotomie sexualité/travail, ainsi que toutes les descriptions du *care* qui tendent à évacuer la sexualité dans ce qu'elle a de plus ordinaire – « tordue, bizarre, irréductible aux tentatives de normalisation » (Molinier, 2009, p. 241) – et qui sont basées sur une conception fonctionnaliste du corps, oubliant au passage que l'être humain est avant tout un être de désir (pour la psychanalyse, l'inconscient et le

[21] Ces demandes étaient formulées sur le ton de l'humour.

désir ne connaissent en effet ni l'âge ni le temps). Selon Molinier (2009, p. 244), « l'habilité à donner de soi pour pacifier un vieillard [en jouant par exemple la carte de la séduction, à l'instar de Francine] est l'expression même du professionnalisme et de la bientraitance, au sens concret et non idéologique du terme ». Cela suppose néanmoins d'élargir la focale et de considérer que les conduites humaines sont traversées de part en part par la sexualité, comme nous l'enseigne la psychanalyse. Dans cette perspective, « répondre aux besoins élémentaires – être propre, s'alimenter, dormir – implique un compromis avec la personne tout entière, c'est-à-dire aussi avec son désir » (Molinier, 2009, p. 243).

Mais si le *care* est un travail qui ne peut être disjoint de la sexualité, c'est également parce que la personne qui dispense le *care* est elle aussi un être de désir (comme tout être humain). Le *care* convoque en effet des affects qui puisent leur origine dans l'inconscient sexuel (au sens freudien du terme), « c'est-à-dire dans l'histoire infantile du sujet, dans sa propre expérience d'avoir été un bébé vulnérable dans les mains d'adultes tout-puissants, également dans ses propres impasses psychosexuelles » (Molinier, 2009, p. 243), notamment celles qui vont faire qu'à un moment donné le corps de l'autre est l'origine de « troubles » (ce corps peut irriter, répugner, ou au contraire attiser le désir et être source d'excitation…). Nul n'y échappe.

Venons-en maintenant aux situations de soins difficiles, le métier de soignant en gériatrie comprenant également son lot de difficultés, comme nous avons pu le constater lors de notre immersion sur le terrain.

La gestion des situations difficiles en gériatrie

Dans un ouvrage récent consacré à la souffrance au travail en gériatrie (Collard, 2021), nous avons montré que le travail du personnel soignant dans les services de gériatrie était particulièrement difficile. D'une part parce qu'il est amené à prendre en charge des malades fragiles et de plus en plus dépendants, afin de réaliser des soins de « réparation » (le *cure*), mais aussi des soins de nature relationnelle (le *care*). D'autre part parce qu'il est confronté en permanence à la maladie et à la mort, ce qui n'est évidemment pas neutre du point de vue psychologique.

Pour prendre la mesure du problème, prenons un exemple concret tiré de notre enquête de terrain, en suivant pas à pas les soignants lorsqu'ils sont confrontés à une prise en charge difficile. En l'occurrence, il s'agit de Madame D, une patiente très dépendante dont la prise en charge est complexe. Qui plus est, il s'agit d'une personne particulièrement appréciée de l'équipe soignante. C'est un point qui a son importance quand on sait que le moindre soin prodigué sur elle s'avère extrêmement douloureux. Nous procéderons comme précédemment : nous décrirons cette situation, puis nous l'analyserons.

La prise en charge de Madame D

A la différence des situations précédentes, qui se cristallisent dans un échange entre deux personnes se déroulant à un instant *t*, la situation que nous allons décrire est de nature collective et se déploie dans la durée : on y voit en effet se succéder différentes catégories de personnel[22], qui doivent coopérer dans le cadre de cette prise en charge (ce qui n'est pas une mince affaire, comme on le verra…), mais aussi délibérer afin de gérer dans la durée la trajectoire de cette patiente.

Venons-en maintenant aux faits et au ressenti des différents protagonistes en retraçant quelques moments clés de cette prise en charge.

C'est le 27 avril 2018 que nous entendons parler pour la première fois de Madame D, lors du staff médical hebdomadaire, qui réunit, ce jour-là, un médecin, deux infirmiers, un aide-soignant et une aide-soignante. Le ton de la réunion est grave à l'évocation du cas de Madame D. L'aide-soignant mentionne notamment qu'elle n'a quasiment rien mangé et que son état de santé est préoccupant. Puis la discussion se poursuit autour des

---

[22] Chaque personnel ayant une tâche ou un ensemble de tâches à réaliser auprès de Madame D.

douleurs ressenties par cette patiente au moment de la toilette. L'aide-soignant fait alors part de son désarroi : « il a fallu la tourner, lui écarter les pieds et donc je lui ai fait mal. Donc c'est plus ça qui m'embête finalement. (…). On a le temps de la faire pleurer la dame... » En guise de réponse, le médecin signale que, pour l'instant, il n'est pas envisageable d'utiliser la morphine pour soulager les douleurs de cette patiente, car cela la plonge dans un état de somnolence très avancé. La situation semble figée.

Le 30 avril, le cas de Madame D est à nouveau évoqué, mais dans un autre cadre : les transmissions orales entre aides-soignantes. Il en ressort que la toilette du matin est vécue comme un acte violent qui occasionne une souffrance physique chez cette patiente et une souffrance éthique chez les aides-soignantes (AS), comme en témoigne l'extrait suivant.

AS1 : « Mme D est un peu douloureuse ce matin. Mais il faudrait quand même qu'on lui mette quelque chose… »

AS2 : « Y a X [le médecin référent] qui ne veut pas parce que ça l'endort. »

AS3 (en colère) : « Oui mais pour les changes c'est plus possible quoi ! C'est énervant. Il faut trouver quelque chose le temps du change… »

AS2 : « Mais vraiment X ne veut pas. Après il la trouve trop endormie… »

AS1 : « Nous le problème c'est qu'on la voit souffrir. »

AS2 : « C'est vrai que dès qu'on arrive on voit dans son regard que… Mais elle est mignonne après... Mais pour nous c'est terrible, terrible ! »

AS1 : « C'est vrai que pour nous c'est terrible de la voir souffrir comme ça… »

AS2 : « Alors X il dit que la morphine ça la shoote trop et donc qu'il vaut mieux qu'elle souffre cinq minutes. »

Le 2 mai, un aide-soignant nous apprend que le médecin a finalement décidé de recourir à la morphine pour soulager les douleurs de Madame D (sur la demande insistante des aides-soignants). Si cette décision va selon lui dans le bon sens, elle n'est pas pour autant sans poser problème : « Bon là Mme D elle ne peut pas manger car elle est dans le coltard. On a réintroduit la morphine en fait. Elle était vraiment très douloureuse, trop inconfortable. Donc on a remis de la morphine pour les soins, mais ça l'endort. Ce sont pourtant des petites injections dont les effets sont censés se dissiper très rapidement, mais ça dépend aussi de la personne, de la corpulence, de pas mal de choses... Donc voilà, on essaye de trouver le juste milieu entre trop endormie et trop douloureuse. En sachant qu'on n'est plus dans une perspective de guérison. On fait en sorte qu'elle n'ait pas de plaies, qu'elle n'ait pas d'escarres. Je ne pense pas que c'est une dame qui va rentrer chez elle ou remarcher un jour. Donc il faut trouver le juste milieu... Mais moi qui la fréquente beaucoup à travers les soins, je la préfère un peu endormie et apaisée. Mais encore une fois, hier matin, ça faisait plaisir parce qu'elle parlait un peu. Elle chuchotait des mots et elle était bien présente, mais dès qu'on la touchait c'était dur... »

Le 7 mai, le cas de Madame D est discuté lors du staff médical : après avoir consulté l'avis du personnel paramédical, les deux médecins préconisent d'axer la prise en charge de Madame D autour des « soins de confort », afin d'améliorer la qualité de vie de cette patiente.

Le 14 mai, nous rencontrons la kinésithérapeute du service qui évoque avec émotion le cas de Madame D : « Avec elle, quand je venais, c'était littéralement de la torture, et en fait ça ne servait plus à rien car elle revenait dans sa position initiale. Et j'ai décidé d'arrêter la prise en charge le jour où elle m'a dit : « je vous en prie, arrêtez ! » J'en ai encore des frissons rien qu'à vous raconter. Et donc, quand j'ai arrêté la prise en charge, j'ai aussi passé le relais à la psychomotricienne qui travaille avec elle tout ce qui est détente, tout ce qui est massage de bien-être. (...). C'est très dur avec elle. Quand vous rentrez chez vous, il faut vraiment être capable de mettre ça de côté... »

Le 4 juin, nous accompagnons Samantha (une aide-soignante) dans son activité. C'est pour nous l'occasion d'observer une situation de *care* ordinaire : l'aide au repas. Ce jour-là, c'est quasiment sur la pointe des pieds que Samantha pénètre dans la chambre de Madame D. Nous la suivons discrètement, afin de perturber le moins possible la patiente. Une fois dans la chambre, Samantha prend le temps de jauger la situation, avant de s'approcher de Madame D. Elle se penche alors vers elle, lui sourit et tend au maximum l'oreille ; son visage est alors à dix centimètres tout au plus de celui de la patiente. Puis, elle la regarde longuement et lui dit avec une grande douceur : « Madame D… Ça va ?... Ça va ?... Vous vous rappelez de moi ? [Silence] On s'est vues hier. Je suis Samantha [tout en caressant le visage de Madame D]. Moi je suis Samantha. Vous vous rappelez ? Je vais vous donner à manger. Oui ? Vous allez prendre ce que vous pouvez… Oui ? Je n'entends pas… [Elle tend à nouveau l'oreille, mais en vain…] Vous avez trop chaud ? Il fait chaud ? » L'aide-soignante redresse ensuite Madame D, qui a tendance à glisser sur le côté gauche (du fait d'une paralysie occasionnée par un accident vasculaire cérébral). Rien n'y fait… Elle repositionne alors son édredon pour tenter de la redresser. La patiente est maintenant dans une posture un peu plus confortable pour manger. Madame D souhaite dire quelque chose à Samantha, montre son épaule, mais l'aide-soignante ne comprend pas ce qu'elle dit. Samantha continue néanmoins à lui donner sa crème enrichie à la cuillère, puis de l'eau gélifiée, tout en respectant le rythme de la patiente. Elle lui sourit régulièrement et l'enveloppe véritablement de son regard. Madame D finira par répondre aux nombreux sourires de Samantha… par un sourire.

Le 8 juin, nous assistons aux transmissions orales entre deux aides-soignantes, Cécile et Emeline. C'est l'occasion pour Cécile de faire part à sa collègue des difficultés qu'elle a rencontrées le matin même lors de la toilette de Madame D : « Madame D, écoute, j'ai jamais réussi à remettre sa jambe par-dessus. Donc X [le médecin] m'a dit de laisser. Hier, quand j'ai levé la jambe, ça a craqué. Donc il m'a dit de laisser la jambe comme ça. J'ai quand même pas envie de lui casser la jambe ! Donc elle a la jambe par-dessus l'autre, mais je ne peux pas… [Elle esquisse un geste de dépit.] Sinon ça lui fait trop mal, elle en pleure. Sachant qu'elle a eu de la morphine en systématique… »

Le 14 juin, nous observons une scène quasiment identique à celle du 4 juin lors de l'aide au repas dispensée auprès de Madame D. C'est Yasmina qui, cette fois, s'apprête à faire manger Madame D. Elle se penche vers elle, lui touche délicatement le bras, la regarde et lui parle avec tact et douceur. Puis elle lui donne à manger, tout en lui adressant régulièrement des sourires. Madame D essaye de lui dire quelque chose mais Yasmina ne comprend pas. Madame D arrivera néanmoins à se faire comprendre par des signes de tête et en clignant des yeux.

Le 18 juin, nous assistons durant le temps de midi à une conversation informelle entre plusieurs soignants au sujet de Madame D, qui était, ce matin-là, complètement endormie à cause de la morphine. Cette situation pose la question de la bonne dose de morphine à administrer à cette patiente.

Le lendemain, Anthony, un aide-soignant, nous explique les difficultés que les soignants rencontrent avec Madame D lors de la toilette du matin : « Madame D, elle est obligée d'avoir un traitement avant d'aller faire les soins. Donc tu attends vingt minutes qu'il agisse et après tu peux aller faire les soins. Et il faut faire les soins dans la douceur… Là c'est une heure de travail dans la chambre, sachant que Madame

D tu la fais à deux, pas tout seul, et pourtant elle fait 40 kilos. (…). Après tout fonctionne par dialogue. Donc on voit avec l'infirmière à quelle heure elle compte faire les soins de Madame D et elle nous dit à quelle heure elle va faire son injection [de morphine]. Et donc nous après on va aller la voir vingt minutes après… »

Le 22 juin, Clothilde, une infirmière, nous résume la situation : « Madame D, pour moi, elle est un peu patiente long séjour. Elle est plutôt stable mais on pourrait aussi envisager… [silence] Bon, l'alimentation reste une alimentation plaisir pour elle. On ne cherche pas à ce qu'elle mange en quantité mais qu'elle se fasse d'abord plaisir. Mais oui, en effet, au fur et à mesure, on va quand même vers la raréfaction des soins pour Madame D. Mais pour moi, pour l'instant, elle se maintient bien. Il n'y a pas de problèmes aigus de santé qui pourraient nous faire dire : bon ben voilà, Madame D, on va la laisser partir… »

Le 23 juin, c'est au tour d'Anthony (qui semble extrêmement nerveux et très fatigué) d'essayer de donner à manger à Madame D. Il ne parviendra cependant pas à lui faire avaler plus de deux cuillères de compote. Il faut dire que, ce jour-là, l'attitude d'Anthony est aux antipodes de l'attitude « enveloppante » adoptée par Samantha et Yasmina, d'une part parce qu'il fait preuve d'une grande impatience (il trépigne), d'autre part parce qu'il ne prête pas du tout attention aux réactions de Madame D, qui semble littéralement effrayée par le comportement d'Anthony.

Le 29 juin, nous assistons aux transmissions orales entre une infirmière et un infirmier. C'est l'occasion pour Claudine de faire part de son incompréhension au sujet de la prise en charge de Madame D : « Alors Mme D, attends, cinq milligrammes de morphine ! C'est beaucoup cinq milligrammes. Avant elle avait 2,5. (…). Moi ce matin j'arrive et je vois cinq milligrammes et là les aides-soignants me disent qu'ils la font en premier parce qu'en fait elle n'est pas algique avec eux... Ils ont dit qu'ils savaient la prendre. Eux, ils ne sont pas au clair les aides-soignants parce qu'ils m'ont dit : « oui on la fait en premier parce qu'elle est endormie et qu'elle n'est pas algique ». Non mais il faut arrêter les cinq milligrammes parce qu'elle est complètement endormie ! Alors il y en a une qui trouve qu'elle est hyper-douloureuse. La dernière fois j'ai perçu des éclats de voix : « oui moi je ne la touche pas tant qu'elle est douloureuse ! » Et eux ils me disent qu'elle n'est pas douloureuse. Donc à mon avis il y a deux sons de cloche et c'est un peu embêtant quoi. (...) Donc là je suis emmerdée... Le médecin aurait pu mettre « cinq milligrammes si besoin ». Comme ça j'évalue. Mais là c'est prescrit en systématique... Donc là la pauvre, j'ai essayé de la faire boire, et bien laisse tomber ! (...) Je ne sais pas, peut-être que les médecins ils écoutent trop certains aides-soignants... »

Claudine réitérera ses critiques à l'endroit des aides-soignants, un peu plus tard dans la journée, lors d'un entretien : « Quand tu ne fais pas confiance, tu ne fais pas confiance ! Tu vas tout vérifier derrière... Mais c'est hyper prenant parce que tu gaspilles énormément d'énergie avec ça. Tu ne peux pas te dire : je m'en fous, j'ai fait mon taf. Si les gars ne font pas manger une patiente, je vais aller la faire manger... Alors que la cadre dit que ce n'est pas mon rôle. Moi ça ne me gêne pas quand j'ai le temps. On me dit qu'il ne faut pas... Et je dis : mais vous faites quoi avec les aides-soignants qui ne donnent pas à manger aux patients ? Vous faites quoi Madame la cadre ? Parce que ça, ça continue. Madame D ça continue. (...). Il vaut mieux ne pas être trop dépendant dans ce service, il faut être autonome en fait... Le service serait très bien s'il n'y avait que des patients autonomes, la moitié du personnel serait nickel. Mais il y a aussi des gens qui pallient le travail qui n'est pas fait par certains. Moi je préférerais qu'ils me disent carrément : moi ça me fait chier de donner à manger aux patients ! »

Analyse de la situation

Le cas de la prise en charge de Madame D est emblématique des difficultés liées à l'exercice du métier de soignant en gériatrie, et ce pour plusieurs raisons.

Tout d'abord, la situation que nous venons de décrire induit une véritable souffrance chez le personnel soignant, du fait qu'aucune stratégie de soins ne s'avère réellement satisfaisante. Si les soignants sont à la recherche du « bon » équilibre en ce qui concerne la dose de morphine à administrer à Madame D, ils ne le trouvent pas. S'il est admis que le recours à la morphine est nécessaire pour soulager les douleurs de cette patiente (puisque même le médecin référent finit par se ranger derrière l'avis des aides-soignants), des désaccords persistent quant au dosage de la morphine : pour les aides-soignants, 2,5 milligrammes de morphine ne suffisent pas pour soulager les douleurs de Madame D lors de la toilette du matin et réaliser les soins d'hygiène et de confort dans des conditions acceptables (d'où la prescription de cinq milligrammes délivrée par le médecin référent) ; pour Claudine, une infirmière du service, la dose de cinq milligrammes n'est pas adaptée car cela plonge la patiente dans un état de somnolence avancé (de ce fait, Madame D ne communique quasiment plus avec l'extérieur et ne peut pas s'alimenter correctement). Il s'agit en définitive d'une situation de *care* « impossible », qui ne satisfait personne[23].

Ensuite, cette situation est révélatrice des problèmes de coordination existant entre les différentes catégories de personnel. Si, indiscutablement, les soignants se parlent et confrontent leurs points de vue lors des différentes réunions (staffs médicaux, transmissions orales, etc.), ils ne

[23] Il ne s'agit évidemment pas d'un cas isolé.

parviennent pas pour autant à se coordonner et à se mettre d'accord sur une ligne de conduite. Pourquoi ? D'une part parce que chaque catégorie de personnel semble évaluer la situation au regard du travail qu'il doit réaliser et des contraintes qui découlent de ce travail (par exemple, pour les aides-soignants, il importe avant tout de pouvoir réaliser la toilette du matin de la patiente sans provoquer trop de douleur chez elle). D'autre part parce que, derrière ces problèmes de coordination, c'est la question du pouvoir qui est posée, le pouvoir étant ici envisagé au sens où l'entendent les fondateurs de l'analyse stratégique des organisations, c'est-à-dire comme une « capacité d'action » ou une « capacité d'influence » (Crozier et Friedberg, 1977). S'il existe des rapports hiérarchiques et d'autorité[24], dans les faits, ils ne déterminent pas pour autant les capacités d'action réelles des professionnels. Prenons l'exemple de la séquence du 29 juin où Claudine, une infirmière, en vient à critiquer ouvertement les médecins et les aides-soignants, au motif que les médecins « écouteraient trop certains aides-soignants ». Elle déplore certes cette situation parce qu'elle estime que la prescription de cinq milligrammes de morphine établie par le médecin ne convient pas à Madame D, mais aussi parce que ce dernier a finalement décidé de suivre l'avis des aides-soignants au détriment du sien (« Le médecin aurait pu mettre « cinq milligrammes si besoin ». Comme ça j'évalue. Mais là c'est prescrit en systématique… », dit-elle à son collègue lors des transmissions orales). De ce fait, elle se trouve mise devant le fait accompli, à devoir administrer une dose de morphine qui ne correspond pas à ce qui lui semble souhaitable pour cette patiente. En établissant une prescription qui ne laisse pas place à l'interprétation, et en

[24] Par exemple, les paramédicaux sont tenus de respecter les prescriptions établies par les médecins ; quant au personnel infirmier, il est censé contrôler le travail des aides-soignants.

donnant finalement raison aux aides-soignants, le médecin a en effet réduit à néant le pouvoir d'arbitrage de Claudine, d'où son ressentiment et sa colère. Ce type de problème est récurrent dans les services hospitaliers[25].

Enfin, le cas de Madame D est emblématique des difficultés rencontrées par le personnel soignant travaillant en gériatrie parce qu'il donne à voir l'hétérogénéité des pratiques professionnelles des soignants (y compris au sein d'une même catégorie de personnel), ainsi que les défaillances qui peuvent se produire au niveau de la prise en charge des malades. Prenons l'exemple de l'aide au repas auprès des personnes âgées très dépendantes qui ne peuvent plus s'alimenter seules. Notre enquête montre une très grande hétérogénéité des pratiques au sein de l'équipe entre les femmes et les hommes. Nous avons en effet observé que la plupart des soignantes (à l'instar de Samantha et de Yasmina) adoptaient une attitude « enveloppante » à l'égard des personnes vulnérables : attentionnées, patientes, à l'écoute, attentives aux signaux faibles, ajustant leur comportement en fonction des réactions de la personne, utilisant tous les registres de la communication pour entrer en relation avec elle et essayer de répondre à ses besoins, elles mobilisaient des compétences relationnelles et émotionnelles qui relèvent clairement du *care*. La qualité de la prise en charge était alors au rendez-vous. Nous avons observé une attitude bien différente chez les aides-soignants : rapides, efficaces et bien organisés, ils mettaient un point d'honneur à distribuer les repas auprès des personnes âgées dans un temps court, mais ils avaient tendance à négliger les malades les plus dépendants et vulnérables (en ne prenant pas véritablement le temps de les accompagner[26]). La qualité de la prise en

---

[25] Le sociologue interactionniste Anselm Strauss (1992) a fait des dizaines d'observations de ce genre lors de ses recherches à l'hôpital.

[26] Comme en témoigne l'attitude d'Anthony vis-à-vis de Madame D.

charge des patients vulnérables s'en trouvait considérablement altérée.

Mais comment interpréter ces résultats empiriques, finalement très genrés, sans pour autant recourir aux habituels stéréotypes de genre[27] ? L'explication est à rechercher, selon nous, du côté des défenses mises en place pour conjurer la souffrance au travail. Comme l'a bien montré Pascale Molinier (2004a), le fait d'être en permanence exposé à la souffrance d'autrui est à l'origine d'une souffrance particulière qui est la compassion (littéralement souffrir *avec*). Pour conjurer cette souffrance, les soignants vont déployer des stratégies collectives de défense. Néanmoins, nous n'avons pas affaire aux mêmes stratégies chez les femmes et chez les hommes[28]. Chez les femmes, nous avons davantage affaire à des « techniques de dédramatisation [qui] permettent une expression et un partage entre collègues de la souffrance générée par l'attention portée à la détresse d'autrui » (Molinier, 2010b, p. 104), d'où le recours fréquent à l'autodérision et au partage d'histoires concrètes en lien avec les situations vécues. Chez les hommes, nous avons davantage affaire à des stratégies collectives viriles qui tendent à opposer un déni à la souffrance d'autrui, comme le fait de privilégier la vitesse d'exécution dans la distribution des repas à la qualité de la relation avec les personnes âgées. Ces stratégies permettent aux hommes de mettre à distance la vulnérabilité et la souffrance des malades[29]. Ce faisant, ils souffrent moins. Et, s'il en est ainsi, c'est parce que les

[27] Qui font par exemple des femmes des êtres « naturellement » tournés vers le *care* parce que davantage à l'écoute des autres, discrètes, sensibles et maternantes.

[28] Selon elle, « Il existe bien une sexuation des défenses » (Molinier, 2004b, p. 17).

[29] Selon Molinier (2004b, p. 16), « Ces stratégies collectives visent à modifier, transformer et euphémiser, pour ne pas dire anesthésier, la perception que les hommes ont de la réalité qui les fait souffrir. »

soignants sont contraints d'ériger des barrières afin de pâtir le moins possible de la situation. *A contrario*, la plupart des soignantes semblent s'accommoder plus facilement de la souffrance des malades, avant tout parce qu'elles peuvent la domestiquer[30]. Mais pourquoi finalement les femmes peuvent-elles tolérer plus facilement que les hommes cette souffrance spécifique dont Molinier (2004a) parle dans ses travaux, à savoir la compassion ? Avant tout parce que, lors de leur socialisation, elles ont davantage été exposées à des situations de *care*, voire parce qu'elles ont été mises en demeure de devoir assurer des activités de *care*, notamment au sein de la sphère familiale (par exemple auprès d'un parent âgé vulnérable ou encore auprès de leurs frères et sœurs…). Pour le dire à la manière de Molinier et *al*. (2009, p. 15), « on ne naît pas *caring*, on le devient. (…). C'est sous la contrainte de devoir s'occuper des autres que la disposition au *care* a quelque chance (…) de se développer. La disposition ne précède pas le travail de *care*, elle y trouve l'occasion de s'y exercer. La contrainte, pour la petite fille qui doit se soucier de l'hygiène corporelle de ses frères, c'est la demande maternelle. Dans ce cas, la contrainte est avant tout affective (…). Mais la contrainte n'est pas toujours affective (…). Dans de nombreuses circonstances, si l'on ne fait rien pour l'autre, il meurt. » Il en est ainsi pour les personnes âgées dépendantes qui sont accueillies au sein des structures gériatriques. Mal nourries, elles dépérissent et meurent. Mais alors que faire, à

[30] A noter, néanmoins, qu'elles n'y parviennent pas toujours, notamment quand le collectif est défaillant et qu'il ne permet pas un partage des émotions et des affects entre soignantes. Molinier (2004a) a ainsi pu repérer, dans certains collectifs de soignantes, la présence d'idéologies défensives basées sur l'évitement et la stigmatisation de certains malades – qu'elle désigne sous le terme de « Kaporalisme » – qui consistent à effectuer un tri entre les malades « méritants » (qui méritent une certaine compassion) et les autres (ex : les alcooliques et les déments) qui, eux, seront stigmatisés.

l'échelle d'un service hospitalier de gériatrie, quand on constate que certains soins ne sont pas correctement réalisés et que les pratiques professionnelles sont très hétérogènes ?

Pour répondre à cette question, revenons au cas clinique qui nous intéresse : celui de Madame D. Si, comme nous l'avons vu précédemment, les soignants confrontaient leurs points de vue au sujet de la gestion des douleurs de Madame D (lors du staff médical, au moment des transmissions orales, mais aussi lors de conversations informelles…), le sujet des repas, lui, n'était absolument pas discuté au niveau de l'équipe soignante. Il s'agissait d'un véritable angle mort. C'est évidemment un problème de taille, non seulement parce que la qualité de la prise en charge de Madame D s'en trouvait altérée, mais aussi parce que l'existence de pratiques hétérogènes au sein de l'équipe soignante induisait des tensions et des conflits (inter-catégoriels, mais aussi intra-catégoriels). Face à ce type de problème, il n'existe évidemment aucune solution clé en main et il faut d'emblée écarter toutes les fausses solutions, comme le recours aux procédures et aux « process » (un quasi-réflexe pavlovien au sein de l'hôpital), l'établissement d'une charte éthique ou d'un guide des « bonnes pratiques », ou encore le rappel à l'ordre (voire la sanction) prononcé par le responsable hiérarchique. Ces manières de faire s'avèrent souvent contreproductives. Alors que faire ? Si l'on en revient à la psychodynamique du travail et aux travaux de Dejours, la seule solution viable (et réaliste) revient à mettre à l'agenda de la discussion les problèmes rencontrés, en impliquant toutes les parties prenantes, ce qui suppose la présence effective d'un espace de délibération sur le travail. C'est en effet une condition *sine qua non* pour que les différentes catégories de personnel puissent coopérer afin d'harmoniser leurs pratiques.

L'espace de délibération sur le travail[31]

Selon Dejours (2013), la coopération suppose une mise en discussion et en débat des différents modes opératoires, en vue de retenir ceux qui sont favorables à la coopération et de rejeter ceux qui y portent atteinte. C'est la difficulté majeure et l'enjeu principal de la coopération. « Non seulement parce que la délibération exige du temps, mais parce que de la qualité de la controverse dépend en fin de compte la capacité du collectif à évoluer, à progresser dans ses compétences collectives. » (Dejours, 2013, p. 83)

La délibération sur le travail prend place dans un lieu nommé « espace de discussion » ou « espace de délibération » en psychodynamique du travail. C'est dans ce lieu que les salariés peuvent formuler et défendre des arguments sur les manières de travailler, des arguments qui ne sont pas que techniques puisqu'ils se réfèrent aussi à des principes et à des valeurs « concernant la confiance, la loyauté, le respect des règles, la discipline. On peut aussi défendre certaines procédures ou divers *modus operandi* pour des raisons morales ou politiques relatives à l'âge, au genre, à la santé, aux antécédents médicaux, à l'expérience, aux préférences, à la bienséance, à la tradition, au goût du changement, etc. » (Dejours, 2013, p. 86) Ces arguments constituent donc des compromis entre technique et éthique, c'est-à-dire des « opinions » selon Dejours (1992, 2013). Lorsqu'un accord émerge entre les travailleurs, et que celui-ci tend à se stabiliser dans le temps, cela devient un « accord normatif ». La combinaison de plusieurs accords normatifs forme une « règle de travail ». Enfin, lorsqu'un ensemble de règles se transmet de génération en génération, on parle alors de « règles de métier » (Dejours, 2013). Toutes ces règles portent à la fois sur le « réel » du rapport au travail[32] et sur le « vivre ensemble » (Dejours, 2013). Cette activité de production collective d'accords et de règles est nommée « activité déontique » en psychodynamique du travail.

Reste à trouver l'espace de délibération idoine, c'est-à-dire celui qui permettrait au personnel soignant de prendre à bras-le-corps les problèmes rencontrés. Si l'on en revient à l'unité de gériatrie dans laquelle nous avons travaillé, et donc au cas de Madame D, il ne peut s'agir des espaces que

---

[31] Ce qui suit constitue une version légèrement remaniée d'un passage du livre *Gériatrie : carrefour des souffrances* (Collard, 2021).

[32] Le « réel » étant, en psychodynamique du travail, « ce qui résiste à la maîtrise par les moyens conventionnels » (Molinier, 2008, p. 75).

nous avons identifiés lors de notre enquête (comme le staff médical et les transmissions orales entre soignants) car ils n'offrent pas le temps nécessaire à un véritable partage des pratiques professionnelles et à l'exercice de la réflexivité. La seule solution, alors, réside dans l'ouverture d'un nouvel espace de délibération sur le travail – qui serait piloté et animé par un membre de l'encadrement (cadre de santé ou médecin). Il pourrait par exemple s'agir d'un CREX (comité de retour d'expérience) – le CREX étant un dispositif de recueil et d'analyse des évènements indésirables associés aux soins[33], dont la visée est de comprendre ce qui s'est passé et de prévenir les risques. C'est dans ce genre d'espace formel que les soignants pourraient partager leurs pratiques, mais aussi bâtir des accords normatifs et des règles de travail afin de traiter les problèmes rencontrés. C'est aussi dans ce type de lieu que certaines stratégies collectives de défense mises en place pour conjurer la souffrance au travail pourraient s'assouplir. Cela suppose néanmoins que les professionnels se sentent autorisés à parler de ce qui, dans le « réel » du rapport au travail, est une source de souffrance.

Le cas de la prise en charge de Madame D nous a ainsi amené à rentrer dans la complexité du métier de soignant en gériatrie. Cette complexité a plusieurs sources. Elle résulte tout d'abord du fait qu'il était difficile – voire quasiment impossible – de soulager les douleurs de cette patiente. Cette situation induisait donc une importante souffrance au travail. Pour conjurer cette souffrance, le personnel soignant avait élaboré des stratégies collectives de défense, pour le meilleur et pour le pire. Pour le meilleur dans le cas des femmes, la qualité de la prise en charge de Madame D étant au rendez-vous. Pour le pire dans le cas des hommes, puisque la stratégie collective de défense

[33] Cela peut être des événements sans conséquences graves pour le malade ou bien encore des événements précurseurs de risques.

qu'ils avaient édifiée (basée sur la vitesse d'exécution) contribuait à détériorer la qualité de cette prise en charge. Cette complexité découle ensuite du fait que les soignants n'arrivaient pas à se coordonner et à se mettre d'accord sur une ligne de conduite, chaque soignant ayant tendance à apprécier la situation de Madame D au regard de ses propres contraintes. Elle procède enfin du fait qu'il existait, au sein de l'équipe, une très grande hétérogénéité des pratiques professionnelles (y compris au sein d'une même catégorie de personnel). C'est à l'aune de tous ces éléments qu'il convient d'apprécier la qualité de la prise en charge de Madame D et les difficultés rencontrées par l'équipe soignante.

Ainsi se termine ce chapitre consacré au *care* en milieu gériatrique. Nous avons voulu, à travers celui-ci, rester au plus près des pratiques de *care* déployées par le personnel soignant, sans pour autant perdre de vue les enjeux sur le plan de la qualité de la prise en charge des malades. Notre objectif était double : d'une part, donner à voir quelques compétences relationnelles et émotionnelles mises en œuvre par les soignants dans le contact avec les personnes âgées, et, d'autre part, décrire et analyser le type de difficultés rencontrées par le personnel soignant quand il doit faire face à des prises en charge difficiles.

Changeons maintenant d'univers et prenons à bras-le-corps un autre sujet en lien avec le *care* : celui de l'aide aux personnes en exil. C'est l'objet du chapitre suivant.

CHAPITRE II

L'aide aux personnes en exil dans la vallée de la Roya

Dans son livre *Change ton monde*, paru en octobre 2020 aux éditions Les Liens qui Libèrent, Cédric Herrou retrace le combat épique qu'il a mené pour venir en aide aux personnes en exil franchissant la frontière franco-italienne, un combat qui l'a conduit à se heurter à ce qu'il appelle le « racisme d'État »[34]. La scène se passe dans la vallée de la Roya, un territoire situé à l'ouest de la province d'Imperia (en Italie) et à l'est du département des Alpes-Maritimes ; cette zone s'étend, côté français, depuis le col de Tende jusqu'à la frontière italienne un peu après Sospel[35].

La vallée de la Roya a une histoire mouvementée : elle a en effet connu, au fil des siècles, « le passage de différents flux de population, souhaitant tantôt quitter le territoire français, tantôt le rejoindre[36]. Hier juifs, communistes, et antifascistes européens, ce sont aujourd'hui des migrants venus d'Afrique[37] qui traversent cette vallée pour demander l'asile en France, ou continuer leur route vers d'autres pays européens. » (Mollard, 2017, p. 5) Dans leur périple, ces populations se heurtent aux logiques sécuritaires déployées

---

[34] Ce livre a été préfacé par J.M.G. Le Clézio (prix Nobel de littérature 2008) et a été co-écrit avec Marion Gachet Dieuzeide (la compagne de Cédric Herrou) et Michel Henry (journaliste et essayiste).

[35] Le fleuve côtier la Roya rejoint la Méditerranée en Italie à Vintimille.

[36] Selon l'historienne Simonetta Tombaccini-Villefranque (1999, p. 79), « Le phénomène de l'émigration clandestine dans la vallée de la Roya naît probablement dès 1860, avec l'établissement de la nouvelle frontière entre la France et l'Italie, au moment même où l'on érigeait des barrières entre villages qui jusqu'alors avaient communiqué librement ».

[37] En particulier de l'Erythrée et du Soudan.

par l'État français, notamment depuis la mise en place (en juin 2015) de contrôles systématiques à la frontière avec l'Italie.

Les contrôles à la frontière dans la vallée de la Roya

L'anthropologue Annalisa Lendaro (2020) identifie plusieurs étapes dans le processus de contrôle de cette frontière : tout d'abord, l'adoption, au printemps 2015, de mesures de sécurité préventives en vue de l'organisation de la COP 21 (de Paris) ; puis, l'intensification des contrôles après les attentats du 13 novembre 2015 (sous prétexte de lutte contre le terrorisme), des contrôles qui seront prolongés à plusieurs reprises avant d'être inscrits dans le droit commun (en octobre 2017) ; enfin, depuis le printemps 2020, le renforcement de ces pratiques sous couvert de lutte contre la pandémie liée au Covid-19. Autant de dispositifs sécuritaires qui, selon Lendaro (2020, p. 1), « ont servi – à la fois aux forces de l'ordre et à l'autorité judiciaire – pour répertorier, voire empêcher, dissuader ou sanctionner, les actes de solidarité envers les personnes étrangères en situation de migration ». Par ailleurs, le rétablissement des contrôles à la frontière franco-italienne a produit un autre effet dommageable : celui de porter atteinte au droit d'asile et d'inciter les personnes en exil à se mettre en danger. En effet, selon Lendaro (2018, p. 176), « les modalités de contrôle des frontières depuis l'automne 2015 empêchent ou dissuadent les candidats à l'asile d'entrer sur le territoire français, et les poussent à emprunter des chemins périlleux afin d'éviter les contrôles et les expulsions expéditives vers l'Italie ».

C'est à partir de juin 2015 que des habitants de la vallée de la Roya commencent à rencontrer des personnes en exil blessées et en détresse près de chez eux. Ces rencontres sont souvent décisives pour ces femmes et ces hommes qui considèrent que porter secours à des personnes en danger[38] constitue une « obligation morale » (Giliberti, 2018), un

---

[38] « Les migrants meurent écrasés par les camions sur l'autoroute ou par les trains dans les tunnels, électrocutés sur les toits des trains ou précipités dans les sentiers de montagne escarpés comme le fameux passage de la mort, souvent pour tenter d'échapper aux contrôles de police. » (Giliberti, 2018, p. 150 et 151)

« impératif moral » (Lendaro, 2018). C'est là que commence l'histoire de Cédric Herrou.

Ce dernier n'est pas originaire de la vallée de la Roya, mais de Nice. En 2002, alors qu'il exerce le métier de mécanicien à Nice, il fait l'acquisition, à Breil-sur-Roya, d'un terrain à l'abandon en vue de cultiver des oliviers et d'élever des poules. Mais ce n'est que bien plus tard – au printemps 2016 – qu'il commence à venir en aide à des personnes en exil. Nous retraçons, ci-dessous, quelques périodes clés et événements marquants de la vie de Cédric Herrou (2020), en restant au plus près de son témoignage, tout en croisant certains éléments de son récit avec d'autres sources[39].

Le récit de Cédric Herrou

Printemps 2015

Cédric Herrou circule à moto sur la route sinueuse de la vallée de la Roya. A proximité du bureau de douane qui marque la frontière entre la France et l'Italie, il aperçoit un groupe d'individus à la peau sombre (ils sont environ une centaine) attroupés sur des brise-lames, ces blocs de pierre qui sont censés briser les vagues. Il s'agit de personnes en exil. En contrebas, la mer. Sur la route, des policiers français et italiens sont à la manœuvre pour tenter de les déloger. Cédric s'arrête net et enlève son casque, interloqué par cette scène. Il croise alors le regard d'un jeune migrant. Celui-ci lui sourit. Cédric est mal à l'aise. Il remet son casque et décide de reprendre sa route, mais les questions ne cessent d'affleurer à son esprit : « qui sont ces gens ? D'où viennent-ils, que fuient-ils ? Pourquoi ont-ils fait un

---

[39] Le lecteur qui souhaite en savoir plus pourra lire le livre *Change ton monde.*

voyage si périlleux pour s'échouer sur ces rochers ? Que veulent-ils, qu'attendent-ils ? Quels sont leurs projets, en ont-ils ? (...). Comment être empathique face à ces êtres agglomérés ? » (Herrou, 2020, p. 17) Une fois rentré chez lui, il finit néanmoins par les oublier[40].

Printemps 2016

Notre homme emprunte cette même route, mais dans l'autre direction, cap vers Breil-sur-Roya. Cette fois, il est au volant de sa vieille Citroën C15 ; il revient de Nice où il vient de livrer ses œufs, sa pâte et son huile d'olive. Des silhouettes sombres aperçues au dernier moment sur le bord de la route l'obligent soudainement à dévier de sa trajectoire. A une seconde près, il percutait le groupe. Il s'arrête un peu plus loin, en état de choc. Guidé par son instinct, il décide de faire demi-tour (car il pense avoir aperçu des enfants...). Quand il arrive à la hauteur du petit groupe, il distingue nettement un couple accompagné de deux enfants. Leur objectif ? Rejoindre une gare au plus vite. Cédric leur signale qu'à minuit plus aucun train ne circule. Il leur propose alors de passer la nuit chez lui. Si les deux enfants semblent en confiance, ce n'est pas le cas du couple, qui finira néanmoins par accepter sa proposition. Au moment de se coucher, il est envahi par des sentiments opposés : d'un côté, cette situation le met mal à l'aise ; de

[40] Dans courant de l'année 2015, il avait été sollicité par l'association Roya citoyenne pour héberger des personnes en exil, mais il avait refusé. « Roya citoyenne est la plate-forme centrale du réseau de solidarité avec les migrants dans la vallée de la Roya. Ce réseau, composé d'environ 150 familles – soit plus ou moins 10 % de la population – intègre toutes les générations. L'âge moyen est assez élevé : si on compte quelques jeunes entre vingt et trente ans et des personnes âgées de trente à quarante ans, les membres sont surtout des personnes d'âge moyen et de nombreux retraités. » (Giliberti, 2018, p. 152)

l'autre, il est soulagé de les savoir chez lui plutôt que sur le bord de la route. Le lendemain matin, il prend le temps de la réflexion : conduire cette famille à la gare la plus proche (celle de Breil-sur-Roya) c'est prendre le risque qu'elle se fasse arrêter à la gare suivante (celle de Sospel). Il décide alors d'appeler une amie qui est avocate pénaliste à Paris, mais qui possède une résidence à Breil-sur-Roya. Celle-ci décide de lui prêter main forte pour conduire cette famille dans une gare au-delà de Nice. La tactique est simple : « une voiture devant ouvre, et une autre derrière charge. Si la voiture ouvreuse rencontre un contrôle, elle prévient la suivante, qui change de trajet. » (Herrou, 2020, p. 24) L'opération se déroulera sans anicroche. Cet épisode va cependant laisser des traces chez Cédric : « Je ressens une émotion nouvelle, entre peur et dégoût, compassion et résilience » (Herrou, 2020, p. 24).

Profondément déstabilisé par cette expérience, et prenant peur, il prend alors la décision de ne plus venir en aide aux personnes en exil croisées dans la vallée de la Roya. Cette résolution ne tient cependant pas longtemps, les questions et les doutes revenant immanquablement à son esprit… Ignorer ces êtres humains qui crapahutent dans la montagne est désormais impossible pour Cédric. Il se doit au moins d'aider les plus démunis pour les accompagner à la gare la plus proche. C'est d'ailleurs ce qu'il fait quelque temps plus tard en conduisant une famille en gare de Breil-sur-Roya. Le surlendemain, il reçoit un appel du père qui lui indique que lui et sa famille ont été arrêtés (à la gare de Sospel) et reconduits en Italie, à la stupéfaction de Cédric. La petite famille a trouvé provisoirement refuge dans l'église de Vintimille. Son sang ne fait qu'un tour et, malgré la peur qui l'assaille, il se rend à l'église de Vintimille et propose à cette famille de l'héberger. Cette situation n'est pas sans risque, transporter des migrants sans-papiers étant interdit par la loi[41] (le risque est alors d'être qualifié de « passeur »).

Le mois de mai 2016 est marqué par trois événements. Tout d'abord, sa rencontre avec Lucile, une jeune femme dynamique de vingt-cinq ans qui souhaite porter secours aux personnes en exil. Lucile jouera par la suite un rôle important aux côtés de Cédric, en acceptant d'ouvrir un camping sur ses terres et en travaillant à ses côtés. Ensuite, le rapprochement avec l'association Roya citoyenne : il décide en effet, avec des bénévoles de l'association, de distribuer de la nourriture à Vintimille afin d'aider les migrants bloqués à la frontière italienne (le maire interdira cependant la distribution de nourriture un peu plus tard (en août), en arguant notamment du manque d'hygiène[42]). Enfin, la reprise de son activité de « passeur » : il est en effet fermement résolu à porter secours aux personnes les plus vulnérables (enfants, familles, handicapés, etc.), mais en agissant dans un cadre plus collectif, son projet consistant à prendre attache avec des associations afin que d'autres personnes relaient son action jusqu'en Suisse, en Allemagne, en Belgique ou en France. Cela l'amène à se rapprocher d'un personnage iconoclaste, Hubert Jourdan, qui « était le seul dans les Alpes-Maritimes à revendiquer publiquement d'accueillir des personnes en migration chez lui, depuis de nombreuses années. Dans la Roya, les rares qui hébergeaient restaient discrets, rideaux tirés, et ils

---

[41] Selon Lendaro (2020, p. 2) « L'État et ses agents (…) participent ainsi largement à la criminalisation des actes de solidarité de simples citoyens, menacés d'être poursuivis pour avoir « favorisé l'entrée et le séjour sur le territoire d'une personne en situation irrégulière » (Slama, 2017 ; Fekete, 2018). Depuis 2016, ces pratiques de solidarité font [néanmoins] l'objet de controverses socio-juridiques. »

[42] Plusieurs bénévoles de Roya citoyenne seront d'ailleurs inculpés pour cette activité (Giliberti, 2018).

évitaient d'en parler au téléphone. Hubert, lui, se foutait des risques. (…). A cette époque, il hébergeait entre dix et trente personnes, tout en travaillant chez Habitat & Citoyenneté. » (Herrou, 2020, p. 42 et 43)

Juillet 2016

Cédric réussit à faire passer en France une trentaine de personnes en un mois, non sans mal comme il le raconte dans son livre : « Quand je descends à Vintimille, je suis comme un animal. J'observe. Les gens, les voitures, les flics, les passeurs. A l'église, je suis connu comme le loup blanc. J'ai de plus en plus de mal à choisir qui prendre, j'essaie d'être le plus pragmatique possible. Ne pas tomber dans l'affect. Choisir qui en a le plus besoin. » (Herrou, 2020, p. 49) L'aide de Lucile s'avère précieuse, tant sur le plan matériel que psychologique, l'alcool aussi : « Le soir, avec Lucile, on enquille des bières jusque tard dans la nuit. L'ivresse aide à prendre les choses avec dérision, à s'inventer des mondes fantaisistes pour exorciser la violence des situations. » (Herrou, 2020, p. 56) Dans le même temps, Lucile, avec l'aide d'Hubert Jourdan, met en place un réseau d'aidants pour accueillir les personnes dès leur gare d'arrivée. Parallèlement, les deux acolytes récupèrent, ici ou là, des tentes et des couvertures afin d'accueillir un maximum de personnes dans le besoin.

Août 2016

L'activité de Cédric devient frénétique ; il prend de plus en plus de risques et la fatigue s'accumule. Le 11 août, la situation dérape : alors qu'il devait initialement convoyer une femme et ses deux enfants à partir de Vintimille, il décide (à la dernière minute) de transporter également deux autres femmes, accompagnées elles aussi d'enfants. Il sera finalement arrêté par la police, dans une ambiance électrique. Il en gardera un souvenir marquant : « A la PAF [Police aux frontières], les flics faisaient des selfies avec leur butin. Fiers d'eux, ils invitaient leurs collègues à venir sentir « l'odeur de merde » dans la bagnole, ils riaient, heureux, les blagues racistes fusaient. Moi, j'étais triste, honteux et indigné. » (Herrou, 2020, p. 67) Une garde à vue s'ensuivit (depuis, il en a connu onze), une expérience toujours traumatisante selon lui. S'ensuivit également une perquisition à son domicile. Aucune charge ne fut finalement retenue contre lui, son activité de « passeur » et d'hébergeant étant entièrement bénévole. C'est l'immunité humanitaire qui s'appliqua à son cas, au grand soulagement de Cédric. Le procureur de la République décida donc d'un classement sans suite.

Les vents étant favorables, il va continuer durant tout l'été à porter secours aux personnes en détresse, malgré l'hostilité générale de la population, la délation étant devenue selon lui un « sport local » dans la vallée de la Roya (cela n'empêchait pas néanmoins certains habitants de venir en aide aux personnes démunies…). Dans le même temps, le camping géré par Cédric et Lucile va se structurer, grâce notamment à l'installation d'une cuisine extérieure (avec l'aide d'Emmaüs Marseille). Cela va créer un appel d'air, de plus en plus de personnes en migration arrivant au camping par leurs propres moyens. Cédric va être très vite dépassé par les événements. Sur les conseils d'Hubert Jourdan, il va alors décider de passer à la vitesse supérieure et de médiatiser son combat.

Automne 2016

Il fait l'acquisition d'un Renault Master neuf places afin de convoyer davantage de personnes. Le jour de l'inauguration du nouveau véhicule, il se rend en gare de Cannes pour y déposer un groupe. Arrivés sur le quai, ils sont repérés par des vigiles qui alertent immédiatement les services de sécurité. Ils parviennent néanmoins à regagner *in extremis* leur véhicule afin d'échapper à leurs poursuivants, sous les yeux médusés d'Adam Nossiter, grand reporter au *New York Times*, qui fait paraître le 5 octobre 2016 un article choc, qui dénonce la chasse aux migrants et pointe l'attitude ambiguë des autorités françaises en la matière. Une couverture médiatique inattendue pour Cédric, qui devient alors connu à l'international. Les politiques de la « droite extrême » (selon son expression) le prennent aussitôt en grippe, à commencer par Eric Ciotti, alors président du conseil départemental des Alpes-Maritimes, et Christian Estrosi, maire de Nice. Selon Cédric Herrou (2020, p. 99), ils en tirent « un commerce électoraliste, le commerce de la peur. (…). Les politiques de cette droite extrême agissent de telle sorte que les gens restent avec leurs craintes et ne désirent jamais comprendre les exilés. Surtout, ne pas rassurer : ils perdraient des clients. »

Cédric se retrouve alors dans une situation pour le moins baroque, comme il le raconte dans son livre : « le « camping Cédric Herrou » (CCH) était devenu le centre d'accueil et d'orientation le plus proche de la frontière. Dans ce département qui refusait de structurer l'accueil, nous assurions un service improvisé qui carburait à l'énergie collective, propulsé par la bonne volonté des bénévoles (…) et les dons de généreux anonymes. Mais ce service éminemment public se retrouvait sous la menace de poursuites pénales. La situation se tendait de plus en plus. » (Herrou, 2020, p. 104 et 105)

Si, à cette époque, la situation se tend pour Cédric, c'est parce qu'il dort peu (tout au plus trois ou quatre heures par nuit) du fait de la double charge de travail que Lucile et lui doivent éponger (au travail agricole éreintant vient en effet s'ajouter l'aide aux personnes démunies), mais aussi à cause de la pression médiatique. La paranoïa le guette : il fait l'acquisition d'un pistolet à grenaille, qu'il garde à côté de lui, la nuit, et dépose un fusil de chasse sur le toit, au cas où… Il faut dire que les menaces de mort s'intensifient.

Les conditions d'hébergement dans le camping se détériorent peu à peu : des trous sont creusés à la hâte pour que les gens puissent faire leurs besoins, les personnes en viennent à dormir à cinq par tente, dans des couvertures de survie, etc. La situation devient rapidement intenable. Le collectif bâti autour de Cédric ne voit alors qu'une solution pour sortir de cette impasse : créer un lieu d'accueil dans la vallée de la Roya pour accueillir dignement les personnes en exil. Le 17 octobre, à l'unanimité du collectif élargi (baptisé « collectif Roya Solidaire ») – qui comprend les personnes en exil hébergées au camping, ainsi que des bénévoles issus de différentes associations[43] –, il est décidé de prendre possession du site des Lucioles, à Saint-Dalmas-de-Tende. Transformer l'ancienne colonie de vacances de la SNCF en un refuge pour les exilés, tel est le projet du collectif. Tout le monde se met alors au travail pour réhabiliter le site : certaines personnes nettoient les lieux pendant que d'autres réparent, créent des dortoirs, installent une cuisine, une pharmacie, un cabinet médical (pour y accueillir Médecins du monde), etc. Mais douze heures seulement après la prise de possession du site, une cinquantaine de gendarmes débarquent sur les lieux. Cédric leur présente alors les revendications du collectif Roya Solidaire : « les majeurs veulent accéder à la demande d'asile ; les mineurs non accompagnés requièrent une prise

[43] Dont Roya citoyenne, Médecins du monde, Amnesty International, l'Association pour la démocratie à Nice, Habitat & Citoyenneté, le Réseau éducation sans frontières, le Mouvement contre le racisme et pour l'amitié entre les peuples 06, la Ligue des droits de l'homme.

en charge par le département ; nous demandons à l'État français de relayer nos actions et de considérer l'état de nécessité des personnes, qu'il (...) donne accès aux droits en créant un lieu dans la vallée, ou bien qu'il nous laisse nous en occuper en mettant un lieu à disposition » (Herrou, 2020, p. 110). Le lendemain (le 18 octobre), prévenu par un journaliste de l'évacuation imminente du site par les forces de l'ordre, le collectif a tout juste le temps de plier bagage avant l'arrivée des gendarmes. Ce même jour, Cédric est interpellé par les policiers de la PAF et est placé en garde à vue, en compagnie de trois autres membres du collectif, qui sont très rapidement libérés. Ce n'est pas le cas de Cédric, qui est renvoyé en correctionnel pour deux motifs : (1) « aide à l'entrée, à la circulation ou au séjour irréguliers d'étranger en France » ; (2) « installation en réunion sur le terrain d'autrui sans autorisation en vue d'y habiter » (Herrou, 2020, p. 116 et 117).

Hiver 2016-2017

Début décembre, plusieurs centaines d'habitants de la vallée de la Roya déposent une plainte contre X et adressent une pétition aux autorités pour exiger l'ouverture de structures d'urgence afin d'accueillir dignement des personnes en exil[44]. En parallèle, une procédure pour « délaissement de mineurs isolés étrangers » est lancée.

Le 29 décembre, Cédric Herrou est élu par *Nice-Matin* « Azuréen de l'année », déclenchant la fureur d'Eric Ciotti qui déclare le lendemain : « Qui peut dire avec certitude que dans les centaines de migrants que M. Herrou se targue d'avoir fait passer ne se dissimule pas un futur terroriste ? » (Herrou, 2020, p. 118) La tension monte d'un cran.

---

[44] Cette plainte contre X n'aboutira cependant pas.

Durant cette période, une avocate proche de Cédric Herrou va élaborer un stratagème pour contraindre le conseil départemental des Alpes-Maritimes à prendre en charge les mineurs isolés étrangers : la technique consiste à faxer un signalement de « mineur en danger » à la juge des enfants, un procédé qui contraint la magistrate à établir une ordonnance provisoire et qui oblige les éducateurs de l'aide sociale à l'enfance à venir chercher les enfants concernés[45].

Le 4 janvier 2017, Cédric passe au tribunal correctionnel pour l'affaire des Lucioles : il défend bec et ongles son point de vue et motive son action, arguant des défaillances de l'État. De nombreux témoins défilent à la barre pour défendre Cédric et porter haut la cause des personnes en exil. Rien n'y fait : le procureur réclame huit mois de prison avec sursis. Le jugement sera finalement mis en délibéré.

Printemps 2017

En mars, Lucile, épuisée, décide de quitter Cédric, un coup dur pour lui.

A peu près au même moment, le collectif organisé autour de Cédric trouve une ruse pour permettre aux personnes en exil de demander l'asile depuis son camping.

Faciliter les demandes d'asile

Une famille en exil, accompagnée de bénévoles, d'avocats et de journalistes, demanda l'asile en se présentant à la gendarmerie de Breil-sur-Roya ; cette dernière la transféra à la PAF de Menton, qui refusa d'examiner cette demande. Cela permit aux avocats de porter l'affaire devant le tribunal administratif : le fait de ne pas examiner la demande d'asile de cette famille contrevenait en effet aux dispositions énoncées dans le Code de l'entrée et du séjour des étrangers et du droit d'asile (le

[45] Cette situation eut une conséquence inattendue : de nombreux individus en exil sans-papiers se déclarèrent « mineurs », ce qui obligea les services de l'aide sociale à l'enfance à affréter des bus pour les prendre en charge.

CESEDA). Le tribunal administratif déclara (le 31 mars) que le préfet des Alpes-Maritimes avait « porté une atteinte grave et manifestement illégale au droit d'asile » (Herrou, 2020, p. 142). Une victoire pour le collectif[46]. Un espoir pour les personnes hébergées au camping, qui pouvaient désormais procéder à leur demande d'asile. Une « situation ubuesque » pour Cédric Herrou (2020, p. 140 et 141) puisque « policiers et gendarmes continuaient à pourchasser les personnes en migration, mais, arrivées chez moi, celles-ci retrouvaient leurs droits ». Pendant plusieurs mois, Cédric a ainsi pu accompagner des groupes d'exilés à la gare de Breil-sur-Roya (sans être inquiété) afin qu'ils se rendent à Nice pour y déposer leur demande d'asile. La seule contrainte était de devoir transmettre au préalable à la gendarmerie les noms des personnes concernées. « Ces dernières étaient alors autorisées à voyager en train jusqu'à Nice pour déposer leur demande d'asile sans craindre d'être interpellées le long du trajet et expulsées vers l'Italie. Les habitants solidaires pouvaient accueillir les migrants chez eux, avec la perspective de pouvoir les accompagner chez Cédric Herrou pour qu'ils poursuivent leur démarche. » (Lendaro, 2018, p. 183)

Cette période marque aussi l'arrivée au camping de Marion – une étudiante en école de commerce qui va s'impliquer corps et âme dans l'action collective initiée par Cédric –, puis d'autres bénévoles (essentiellement des femmes) qui vont s'investir dans la communauté, animer des ateliers, aider les personnes en exil dans leurs formalités administratives, etc.

Pour autant, la période n'est pas de tout repos pour Cédric, du fait de la pression médiatique. Il reçoit en effet régulièrement des lettres d'insultes, voire des menaces de mort, ce qui le met sur la défensive : « En ville, je ne restais pas dix minutes à la même place. (…). Dans les bars, je m'asseyais dos au mur et face à la porte, dévisageant chaque client. Soutien potentiel ou adversaire ? Dans une poche,

---

[46] Cette victoire n'aurait cependant pas été possible sans l'implication de l'association Roya citoyenne « sur le terrain juridique des demandes d'asile et de la protection des mineurs en France, en collaboration directe avec un groupe d'avocat·e·s » (Giliberti, 2018, p. 154).

une lame prête à dégainer, dans l'autre, une main prête à remercier. » (Herrou, 2020, p. 156)

À partir du mois de mai, une trentaine de gendarmes se relaient jour et nuit pour surveiller les alentours de sa ferme, procéder à des contrôles d'identité, recenser les mouvements des personnes, prendre en photo les plaques d'immatriculation, etc. L'étau se resserre.

Eté 2017

En juin, Cédric est interpellé par les forces de l'ordre alors qu'il transporte des migrants. Il est libéré au bout de 24 heures de garde à vue.

A la fin du mois de juillet, les arrivées se font plus importantes. Le camping va héberger jusqu'à 250 personnes, dont 70 mineurs, durant le week-end des 22 et 23 juillet. Autant de personnes qu'il faut nourrir et accompagner dans leurs démarches administratives, avant de les conduire à la gare. Deux bénévoles vont notamment se charger d'établir des « fiches d'identification » ; chacune de ces fiches mentionne l'état civil de la personne, acte sa volonté de déposer une demande d'asile en France, et reprend quelques extraits du CESEDA. Ce document, qui n'a en soi aucune valeur juridique, s'avère néanmoins fort utile, comme le mentionne Cédric Herrou (2020, p. 177) : « Si la personne est renvoyée en Italie, on a alors la preuve tangible qu'elle comptait demander l'asile en France avant son refoulement. Ce procédé nous a permis de gagner des dizaines de fois au tribunal administratif pour « atteinte grave et manifestement illégale au droit d'asile ». »

Le 24 juillet, Cédric est interpellé en gare de Cannes avec 156 personnes qui demandent l'asile. Le 25, son domicile est perquisitionné. Le 26, il est mis en examen à Grasse et est placé sous contrôle judiciaire. L'accès aux gares et aux parvis des gares des Alpes-Maritimes lui est désormais interdit.

Dans le même temps, la situation sanitaire du camping se dégrade. Un bénévole de l'équipe décide alors de lancer une cagnotte en ligne sur la plateforme Leetchi afin de financer la construction de chalets en bois. Le succès est vite au rendez-vous : l'équipe va récolter 65 000 euros.

En août, la cour d'appel d'Aix-en-Provence rend son jugement dans l'affaire des Lucioles : Cédric Herrou est condamné à quatre mois de prison avec sursis pour « aide à l'entrée, à la circulation et au séjour d'un étranger en France », mais aussi pour « installation en réunion sur le terrain d'autrui [la SNCF], sans autorisation, en vue d'y habiter » (Herrou, 2020, p. 262).

En septembre, il connaît sa septième garde à vue et sa cinquième perquisition.

Juillet 2018

Le 6 juillet est un jour historique pour Cédric Herrou et ses compagnons de lutte : le « principe de fraternité » est en effet consacré par le Conseil constitutionnel, suite à deux questions prioritaires de constitutionnalité (QPC) élaborées par son avocat Patrice Spinozi et son confrère Nicolas Hervieu. « Il en découle « la liberté d'aider autrui, dans un but humanitaire, sans considération de la régularité de son séjour sur le territoire national ». La traduction concrète en est l'interdiction pour le législateur de pénaliser les actes de solidarité à but humanitaire (sans contrepartie financière), que les personnes aidées soient ou non en situation régulière sur le territoire national. » (Spinozi, 2019, p. 81)

Juillet 2019

Quasiment un an jour pour jour après la consécration par le Conseil constitutionnel du « principe de fraternité »,

Emmaüs Roya voit le jour (le 4 juillet) : il s'agit de la première communauté agricole du réseau Emmaüs France. Comme les autres communautés Emmaüs, elle bénéficie de l'agrément d'État OACAS (organisme d'accueil communautaire et d'activités solidaire). En septembre 2019, Cédric et Marion deviennent officiellement « co-responsables de communauté Emmaüs ». C'est ainsi que Cédric Herrou en vient à inscrire ses pas dans ceux de l'Abbé Pierre : « Sept cabanes, sept compagnons aux nationalités mélangées, avec ou sans papiers : Emmaüs Roya démarrait petit. En réalité, cela faisait longtemps que nous formions une communauté (…), avec nos hébergés qui passaient derrière les fourneaux pour s'occuper des nouveaux arrivants, histoire d'éviter l'assistanat et d'entendre ses mots réconfortants : « On a besoin de toi. » Exactement ce que l'Abbé Pierre professait : « Viens m'aider à aider ! » » (Herrou, 2020, p. 237 et 238)

Mai 2020

Le 13 mai, Cédric Herrou est relaxé par la cour d'appel de Lyon dans l'affaire des Lucioles. Le 22, le parquet général de Lyon se pourvoit en cassation, le procureur général estimant que la cour d'appel de Lyon « n'avait pas caractérisé le but exclusivement humanitaire poursuivi par le prévenu ».

Mars 2021

Le 31 mars, la Cour de cassation déclare non admis le pourvoi formé par le parquet général de Lyon et vient mettre fin à plus de quatre ans de procédures judiciaires contre Cédric Herrou. Pour Patrice Spinozi, son avocat, cette relaxe « est désormais définitive et ne pourra plus être remise en cause. (…). Malgré l'acharnement du parquet, le principe de fraternité trouve aujourd'hui sa pleine application. Les juges ont su porter haut ce principe contre l'avis des parquets qui voyaient en Cédric Herrou le symbole de l'assistance organisée aux réfugiés en difficulté. » (Bénézit, 2021, p. 13)

Éléments de contexte et d'analyse

La trajectoire de Cédric Herrou

Rendre compte des actions de *care* impulsées par Cédric Herrou et expliquer les ressorts de son engagement supposent de prendre en compte quelques éléments d'ordre biographique. Dans son livre *Change ton monde*, ce dernier prend d'ailleurs soin de relater quelques épisodes marquants de sa vie (et de celle de ses parents, grands-parents et arrière-grands-parents), comme pour signifier au lecteur que son engagement ne doit rien au hasard et qu'il doit être compris au regard de ses origines sociales et familiales, des valeurs qui lui ont été transmises et de sa trajectoire. Trois éléments nous semblent particulièrement significatifs pour éclairer son engagement : tout d'abord ses origines populaires ; ensuite le contexte familial dans lequel il a baigné ; enfin son engagement dans la vie associative locale.

De 1979 (année de sa naissance) à 1993, Cédric Herrou a vécu dans le quartier de l'Ariane, un quartier populaire de la ville de Nice. « Y vivaient ensemble des Blancs, des Arabes et des Noirs, dans une mixité sociale qui n'existe plus aujourd'hui. » (Herrou, 2020, p. 88) Il y a appris l'art de la débrouille, l'entraide, et surtout à être « indifférent à la différence » ; les « Black-Blanc-Beur » du quartier formaient un « nous » : « Ils étaient filles et fils d'immigrés, je l'étais aussi. Fier de mes amis, de leur famille, de leurs racines et de leurs histoires. » (Herrou, 2020, p. 25) C'est le sens du collectif et de la communauté qu'il a finalement acquis dans ce quartier de l'Ariane.

Mais l'histoire de Cédric Herrou et son engagement sans faille pour la défense des droits des personnes en exil s'inscrivent aussi dans une saga familiale dont il convient de retracer brièvement les grandes lignes. Son arrière-grand-mère (italienne) avait quitté l'Italie et traversé clandestinement les Alpes (perdant au passage son bébé), avant de s'établir dans la vieille ville de Nice. D'où la sensibilité de Cédric Herrou au sort de celles et de ceux qui, obligés de fuir leur pays, se retrouvent exposés à tous les dangers sur des routes étrangères. Une de ses grands-mères, d'origine allemande, avait été séquestrée par la Gestapo. D'où son aversion pour la violence et sa critique de l'État sécuritaire. Ses grands-parents, « des immigrés italiens victimes du racisme de l'époque, ont vécu en mode gitan, lavant le linge à la rivière » (Herrou, 2020, p. 88). D'où son extrême sensibilité au racisme et son indignation face à la « chasse aux noirs » et aux « contrôles au faciès ». Lorsqu'il a sept ans, sa famille devient « famille d'accueil » ; quinze enfants malmenés seront accueillis au fil des années dans la famille Herrou. Une expérience fondatrice selon Cédric Herrou (2020, p. 26) : « Ils [ses parents] nous ont appris à partager nos jouets, nos goûters, nos chambres, nos parents, nos vies. Ils m'ont inculqué la fraternité par le partage. Qu'ils soient d'ici ou d'ailleurs, ces enfants faisaient partie de notre famille, pour un temps ou pour toujours. » C'est de là que lui viennent son aversion pour toutes les formes de violence et sa répulsion devant les phénomènes de bouc émissaire, mais aussi sa considération pour les plus vulnérables et son attirance pour les groupes égalitaires et protecteurs. Des dispositions qui, si l'on en croit son récit, étaient déjà solidement installées au moment de sa scolarité : « Je n'acceptais pas la violence du groupe qui opprime le plus faible (…). Ni cette règle malsaine qui imposait de désigner ensemble une victime pour ne pas en devenir une à son tour, nous poussant à ressembler à l'autre pour ne pas être rejeté. J'aimais les amitiés intimes, les groupes réduits, les clans sans chef et sans souffre-douleur, qui se respectent et protègent les plus fragiles. » (Herrou, 2020, p. 87)

L'implication dans la vie locale et associative est le troisième élément significatif à prendre en considération pour éclairer l'engagement de Cédric Herrou aux côtés des personnes en exil et rendre compte du travail collectif qu'il a su impulser avec d'autres individus (habitants, représentants associatifs et professionnels du droit). L'organisation de la Fête de l'olive (un événement dont il a été à l'initiative avec son frère Morgan), à laquelle il a participé pendant dix ans (de 2006 à 2016), est notamment un marqueur important dans sa vie. Cet événement annuel n'a cessé de prendre de l'ampleur au fil des années, allant jusqu'à réunir plus de 600 personnes en l'espace d'un week-end, avec de nombreux événements musicaux... Orchestrée par une *task-force* composée de trois organisateurs et de dizaines de bénévoles (pour s'occuper du bar, du nettoyage, etc.), cette fête était gérée par l'association « Aux arbres ! » et autofinancée grâce à l'achat de fûts de bière, qui étaient ensuite revendus à d'autres associations. Au centre de cet événement, un homme – Cédric Herrou –, qui n'a pas ménagé sa peine durant dix ans, avant de mettre fin à cette aventure, non sans mal : « Arrêter cette fête, qui était un peu mon bébé, a été très compliqué pour moi. (…). Sans savoir que j'allais bientôt me lancer dans une autre aventure collective. L'avantage était d'avoir appris sur le tas à gérer durant dix ans six cents personnes : les endroits où elles vont pisser, dormir, manger, boire – toutes questions auxquelles je serais bientôt confronté. » (Herrou, 2020, p. 48)

Cette analyse succincte de la trajectoire familiale et personnelle de Cédric Herrou permet de rendre compte d'une disposition à s'engager dans des actions de *care*, une disposition qui a été acquise lors de la socialisation primaire (durant son enfance et son adolescence, au sein de la sphère familiale et du quartier) et qui a été renforcée lors de la phase de socialisation secondaire (à l'âge adulte, à travers notamment l'expérience associative que nous venons de relater). Cette analyse, bien qu'éclairante, ne nous semble cependant pas suffisante pour expliquer l'engagement de Cédric Herrou et rendre compte du travail déployé pour venir en aide aux personnes en migration. Plus précisément, cette grille de lecture ne permet pas d'éclairer la dimension affective et émotionnelle du travail de *care* réalisé par Cédric Herrou auprès de ces personnes, c'est-à-dire les émotions, les sentiments et les affects que ce travail engage. D'où l'intérêt de se tourner vers la psychodynamique du travail : cette discipline permet en effet d'explorer les ressorts de l'implication subjective dans le travail, et donc d'expliciter les liens entre la subjectivité et le travail.

L'implication subjective dans le travail de care

Dans son livre *Souffrance en France* (1998), Christophe Dejours revient sur ce que nous apprennent les approches en psychopathologie et en psychodynamique du travail à propos de la perception de la souffrance d'autrui. Celle-ci ne se réduit pas à un processus cognitif, dans le sens où « elle implique toujours, aussi, une participation pathique du sujet qui perçoit. Percevoir la souffrance d'autrui déclenche une expérience sensible et une émotion à partir desquelles s'associent des pensées dont le contenu dépend de l'histoire singulière du sujet percevant : culpabilité, agressivité, jouissance, etc. » (Dejours, 1998, p. 52) La perception de la souffrance d'autrui est donc selon l'auteur un processus affectif, avant d'être un processus cognitif. Plus précisément, « la stabilisation mnésique de la perception nécessaire à l'exercice du jugement (...) dépend de la réaction défensive du sujet face à son émotion : rejet, désaveu ou refoulement. En cas de désaveu ou de rejet, le sujet ne mémorise pas la perception de la souffrance d'autrui, il en perd la conscience. » (Dejours, 1998, p. 52) La compréhension des mécanismes de la perception de la souffrance d'autrui passe donc nécessairement par la description et l'analyse des défenses mises en place par le sujet pour tenir à distance cette souffrance afin de souffrir le moins possible[47]. La psychodynamique du travail ajoute aux mécanismes de défense mis au jour par la psychanalyse[48], les stratégies de défense déployées par les individus afin de conjurer la souffrance au travail, ces dernières pouvant être individuelles ou collectives[49]. Parmi les stratégies qui sont décrites par Dejours dans *Souffrance en France*, l'une d'entre elles – la stratégie défensive individuelle des « œillères volontaires »[50] – s'avère éclairante pour comprendre ce qui se joue au printemps

[47] Nous parlons ici du sujet « normal », c'est-à-dire de celui qui est doté d'un sens moral, et non du sujet pervers qui, lui, peut jouir du spectacle de la souffrance d'autrui.

[48] Ces mécanismes de défense ont la propriété d'être inconscients, et donc de demeurer même sans la présence de l'autre (Dejours, 2016).

[49] Les stratégies collectives de défense, elles, ne tiennent que par un consensus, et nécessitent une participation active des individus dans l'élaboration de règles défensives (Dejours, 2016).

[50] Selon cet auteur, il s'agit d'une stratégie de défense qui est fréquemment et facilement mobilisée : « Elle consiste en substance à se mettre des « œillères volontaires » ou à garder « le nez sur le guidon », dirait-on aujourd'hui, c'est-à-dire à acheter l'innocence à bas prix » (Dejours, 1998, p. 150).

2015 dans la rencontre entre Cédric Herrou et ces exilés confrontés aux forces de l'ordre, aperçus en bord de mer alors qu'il circule en moto dans la vallée de la Roya. Il faut rappeler, qu'à cette époque, Cédric Herrou n'est pas encore sensibilisé à la cause des personnes en exil et engagé dans des actions de *care* vis-à-vis de cette population[51]. Ce jour-là, la rencontre avec le « réel » – c'est-à-dire avec cette masse d'individus agglutinés sur les rochers, et notamment avec cet homme d'une vingtaine d'années dont il croise le regard… – va le déstabiliser profondément et induire une réaction défensive. Malgré le fait que cet homme lui sourit, « il ne lui inspire pas spécialement confiance » (Herrou, 2020, p. 16 et 17) et le met même franchement mal à l'aise. D'où son envie de fuir au plus vite cette situation embarrassante et son départ précipité à moto. Néanmoins, quand il reprend sa route, son malaise grandit et les questions au sujet de ces hommes ne cessent de se bousculer dans son esprit (des questions qui « l'effraient », comme il le dit lui-même). Ce n'est qu'une fois rentré chez lui qu'il va pouvoir retrouver un peu de sérénité et chasser de son esprit toutes ces questions… Ce jour-là, c'est la stratégie défensive individuelle des « œillères volontaires » qui lui permet de conjurer la souffrance induite par la rencontre avec le « réel », tout du moins jusqu'à un certain point. En effet, s'il finit par oublier cette scène une fois rentré chez lui, la déstabilisation affective qui a suivi la rencontre avec ces personnes désœuvrées a mis en branle un processus cognitif (il s'est posé des questions) et a mobilisé son sens moral. Cette scène laissera donc des traces chez Cédric. Il faudra néanmoins attendre l'année suivante (au printemps 2016) pour voir Cédric Herrou s'engager dans une action

[51] En 2015, il refuse même d'héberger des migrants chez lui, comme le lui demande l'association Roya citoyenne.

de *care* envers des personnes en exil, au moment où, croisant sur la route une famille démunie, il décide de lui venir en aide. Non sans difficulté sur le plan émotionnel puisqu'il dit, à ce moment-là, ressentir des émotions contrastées, voire opposées, entre malaise et soulagement, « entre peur et dégoût, compassion et résilience » (Herrou, 2020, p. 24). Cette tension intérieure, et notamment la peur, vont l'amener à prendre la décision de ne plus venir en aide aux individus en exil croisés sur sa route[52], une résolution qui tiendra cependant peu de temps, son sens moral l'inclinant finalement à secourir les personnes les plus vulnérables (en premier lieu les enfants et les femmes). Ce choix éthique sera définitif, ce qui va l'amener à prendre des risques considérables, quitte à en payer le prix : onze gardes à vue (toutes traumatisantes), plusieurs perquisitions à son domicile, une exposition médiatique permanente qui va le mettre constamment sous pression, une surveillance étroite des forces de l'ordre qui iront jusqu'à encercler sa ferme, et surtout des lettres d'insultes et des menaces de mort qui l'amèneront quasiment jusqu'aux portes de la folie. Il s'en est en effet fallu de peu pour qu'il bascule dans une forme de paranoïa, à deux reprises au moins : à l'automne 2016, quand, à cause de la pression médiatique et de l'intensification des menaces de mort, il décide de garder en permanence un pistolet à grenaille près de son lit et qu'il dépose un fusil de chasse sur le toit de sa maison ; au printemps 2017, quand, devant l'accumulation des lettres d'insultes et de menaces de mort, il en vient à se tenir constamment sur ses gardes lorsqu'il se rend en ville, allant jusqu'à garder un couteau dans sa poche, au cas où il se ferait agresser…

[52] Il s'agit là évidemment d'une défense pour souffrir le moins possible de cette situation.

Mais comment expliquer l'engagement corps et âme de Cédric Herrou pour la cause des exilés, au vu de tous ces éléments ? Pourquoi, finalement, choisit-il de prendre autant de risques et de s'exposer de la sorte ? Comment rendre compte de son engagement radical dans une action de *care* de grande ampleur, qui s'est certes avérée payante puisque le Conseil constitutionnel a fini par entériner le « principe de fraternité », mais qui aurait pu tourner court et le conduire en prison[53] ? S'il est très difficile de répondre à ces questions, dans la mesure où nous ne connaissons pas la structure de la personnalité de Cédric Herrou (même si, à partir de son récit, on peut éclairer certains aspects de sa personnalité), on peut néanmoins, sur la base de la psychodynamique du travail, se risquer à quelques hypothèses. Trois éléments nous semblent importants pour comprendre le sens des actions de « désobéissance civile » menées par Cédric Herrou[54].

Tout d'abord, il est impossible de comprendre son engagement si on ignore l'arrière-plan moral dans lequel s'enracinent les actions de *care* qu'il entreprend, et si on ne prend pas en compte le conflit qui oppose deux formes de rationalité : la *rationalité morale subjective* d'un côté et la *rationalité pathique* de l'autre (Dejours, 1998). Tandis que la première renvoie à des principes et à des valeurs – relatives notamment au bien et au mal, à ce qui est juste et à ce qui est injuste… –, la seconde vise la préservation de

[53] Et, éventuellement, à la décompensation somatique et/ou psychopathologique.

[54] L'inventeur du concept de « désobéissance civile » est le philosophe américain Henry David Thoreau (1849), qui refusa de payer ses impôts pour empêcher qu'ils financent la guerre de conquête des États-Unis au Mexique.

soi ou l'accomplissement de soi[55]. Ces deux types de rationalité entrent en conflit chez un sujet quand, par exemple, le devoir moral en vient à s'opposer à la protection de soi, ce qui induit inévitablement une tension, un malaise, voire une déstabilisation de la personnalité tout entière... C'est ce qui s'est produit lorsque Cédric Herrou a été pour la première fois confronté au problème des personnes en exil, au printemps 2015. Si, au départ, chez Cédric, le besoin de protection de soi l'emporte sur le geste altruiste et le sentiment d'injustice[56], petit à petit, son sens moral en vient finalement à prendre le dessus sur la préservation de soi, allant jusqu'à devenir le moteur de ses actions de *care,* le prix à payer étant l'inconfort et une certaine souffrance. Autrement dit, Cédric Herrou en vient à faire preuve d'« autonomie morale subjective » (Pharo, 1996) et de courage. Le courage – qui consiste ici à refuser de participer au processus de *banalisation du mal*[57], au nom du bien, mais aussi à surmonter sa peur et à tolérer la souffrance en soi – finit en effet par l'emporter sur la lâcheté. Cette définition du courage, qui est inspirée de *Souffrance en*

---

[55] Nous nous référons ici à la définition qui est donnée par Dejours (1998, p. 99) dans *Souffrance en France* : « Nous désignons par « rationalité pathique » ce qui, dans une action, relève de la rationalité par rapport à la préservation de soi (santé physique et mentale), ou à l'accomplissement de soi (construction subjective de l'identité) ».

[56] C'est alors la stratégie défensive individuelle des « œillères volontaires » qui lui permet de se protéger, c'est-à-dire de tenir à distance la souffrance d'autrui afin de souffrir le moins possible.

[57] Au sens où l'entend Dejours à partir des réflexions d'Hannah Arendt (1966) sur la « banalité du mal » : « Par *banalisation du mal*, nous n'entendons pas seulement l'atténuation de l'indignation face à l'injustice et au mal, mais, au-delà, le processus, qui, d'une part, *dédramatise le mal* (alors qu'il ne devrait jamais être dédramatisé), et qui, d'autre part, *mobilise* progressivement une quantité croissante de personnes, au service de l'accomplissement du mal, et fait d'elles des « collaborateurs ». » (Dejours, 1998, p. 172)

France, est à rebours de la conception viriliste du courage comme « capacité d'aller à la guerre pour affronter la mort et l'infliger à autrui » (Dejours, 1998, p. 163)[58]. « Le courage relève essentiellement de l'autonomie morale subjective, cependant que la virilité témoigne de la dépendance vis-à-vis du regard de l'autre », précise Dejours (1998, p. 126). Mais qu'est-ce que la virilité pour l'auteur ? « La virilité se mesure précisément à l'aune de la violence que l'on est capable de commettre contre autrui, notamment contre ceux qui sont dominés (...). Est un homme, est un homme véritablement viril, celui qui peut, sans broncher, infliger la souffrance ou la douleur à autrui, au nom de l'exercice, de la démonstration ou du rétablissement de la domination et du pouvoir sur l'autre ; y compris par la force. » (Dejours, 1998, p. 100) L'attitude de Cédric Herrou et les actions de *care* qu'il entreprend sont évidemment aux antipodes de l'attitude virile décrite par Dejours ; son attitude relève en effet clairement du courage (au sens où l'entend l'auteur) et de « l'autonomie morale subjective » puisqu'il refuse catégoriquement l'exercice de la violence à l'encontre d'autrui et qu'il prend la défense des personnes en exil.

L'autonomie morale subjective

Cette notion a été introduite en sociologie de l'éthique par Patrick Pharo (1996), avant d'être reprise (et retravaillée) par la psychodynamique du travail, notamment par Molinier (1998) et Dejours (1998). Dans sa

[58] C'est au vu de la clinique et de la théorie en psychodynamique du travail que Dejours conteste cette conception guerrière du courage, ce qui l'amène à proposer une définition du courage qui repose sur le fait de refuser de participer à l'exercice de la violence. Quant à la lâcheté, elle consiste à participer (de manière active ou passive) à des actes que l'on réprouve sur le plan moral ; la lâcheté s'exerce « vis-à-vis des autres, mais fondamentalement et surtout vis-à-vis de soi-même » (propos recueillis par Lhuilier, 2009, p. 229).

thèse de doctorat, Christophe Demaegdt (2012) dégage les lignes de force de la pensée de Pharo. Ce dernier rejette tout d'abord l'idée communément admise en sociologie et en psychanalyse selon laquelle l'intériorisation de la censure sociale serait à l'origine de la conscience morale[59]. Cela l'amène ensuite à opérer un retournement, puisque, selon lui, il convient plutôt d'envisager la conscience morale comme une forme de résistance à la censure sociale[60]. Pharo « présuppose [donc] qu'une conscience morale autonome est possible et inaliénable » (Demaegdt, 2012, p. 71)[61]. Il reste néanmoins à expliquer l'origine de cette conscience morale. Pour ce faire, Pharo part d'un constat : les normes morales, qui sont transmises lors de la phase de socialisation primaire (par les parents et l'entourage de l'enfant), sont dans les faits régulièrement transgressées par les adultes. L'enfant se retrouve alors confronté à un paradoxe ; celui-ci peut être résolu de deux manières : « soit l'enfant va « refouler » son sens moral, supposé donc comme préexistant, soit il va se saisir de ce paradoxe comme objet de réflexion. Autrement dit, soit cet enfant va être aux prises avec la censure sociale aux racines de l'inconscience sociale (expulsion des contenus moraux préexistants), soit il va prendre cette censure sociale comme objet de sa conscience morale. C'est cette dernière attitude qui constitue l'autonomie morale subjective. » (Demaegdt, 2012, p. 71) Selon Pharo, l'autonomie morale subjective est donc une capacité réflexive. Qui plus est, elle n'est pas donnée à tous puisqu'elle dépend étroitement de la façon dont l'enfant va se saisir du paradoxe que nous venons d'énoncer. En définitive, il faut voir l'autonomie morale subjective comme une conquête.

Cette notion a ensuite été rapatriée dans le champ de la psychodynamique du travail et mise en perspective au regard d'un certain nombre de données cliniques. Au regard tout d'abord de la conception freudienne de la sexualité, puisque, pour Freud, la sexualité infantile étant perverse et polymorphe, elle est nécessairement

---

59 « La morale serait [alors] affaire de conformité, et non pas d'autonomie » (Rolo, 2017, p. 256). Cette perspective ne permet donc pas de rendre compte de l'exercice d'un sens moral autonome.

60 Il s'agit d'un retournement par rapport aux théories classiques en sociologie ou en psychanalyse qui « ne parviennent pas à expliquer comment un jugement moral autonome est possible lorsque les normes sociales sont amorales » (Rolo, 2017, p. 256).

61 Autrement dit, pour Pharo, l'autonomie morale subjective est avant tout la capacité à résister à des normes sociales amorales.

amorale ; ce qui fait dire à Duarte Rolo (2013, p. 190) que « l'émancipation de la morale à l'égard des exigences pulsionnelles ne saurait se concevoir comme un fait premier, mais plutôt comme un effet second »[62]. Au regard ensuite de la clinique du travail, puisque « les conditions de possibilité d'une autonomie morale subjective, telle qu'elle est conçue par Pharo, sont largement dépendantes du sort de la dialectique souffrance/défenses qui se joue sur le théâtre du travail » (Rolo, 2013, p. 189). En effet, « l'autonomie morale subjective n'est pas indépendante de la souffrance (et de ses destins intersubjectifs et intrapsychiques), puisque le sens moral peut être suspendu au profit de la préservation de soi d'une part, et que l'exercice du sens moral implique une authentique proximité avec sa propre souffrance d'autre part » (Molinier, 1998, p. 55).

Ensuite, bien que le travail de *care* entrepris par Cédric Herrou l'ait mis à rude épreuve – rappelons qu'il est allé jusqu'à se mettre en danger –, il s'est aussi traduit par toute une série de gratifications narcissiques[63]. Si, par exemple, la médiatisation de son action l'a placé sous le feu des critiques, elle lui a aussi valu de nombreuses lettres de soutien et des témoignages de sympathie. Cela l'a également placé sous les feux de la rampe, ce qui n'est jamais neutre du point de vue de la subjectivité. Le fait d'avoir été élu « Azuréen de l'année » par le journal *Nice-Matin* (le 29 décembre 2016) a ainsi participé d'une forme de reconnaissance de son action au niveau local et a contribué à son aura. Autre exemple : sans la judiciarisation de son combat et la pugnacité de ses avocats, le « principe de fraternité » n'aurait jamais été acté par le Conseil constitutionnel. Cette situation fait de Cédric Herrou

[62] L'autonomie morale subjective est donc aussi une conquête contre les exigences qui viennent de la sphère sexuelle (voir à ce sujet l'entretien accordé par Dejours à Lhuilier (2009) ; Demaegdt, 2012 ; Rolo, 2013).
[63] Il s'agit du deuxième élément à prendre en compte pour comprendre son engagement.

l'incarnation de la fraternité pour un grand nombre de français, voire un « héros », pour reprendre l'expression de J.M.G. Le Clésio dans la préface de son livre. Cédric Herrou a donc pu tirer une reconnaissance symbolique de son engagement en faveur des migrants.

Enfin, comme nous l'apprend la psychodynamique du travail, si le sujet entre sur la scène du travail à partir de sa personnalité et que de cette rencontre naît une dynamique particulière, tantôt favorable au maintien de la santé mentale tantôt défavorable, le travail ne se réduit jamais à un rapport de soi à soi-même, dans le sens où il s'exerce toujours dans un cadre collectif[64]. Ceci est valable pour le travail salarié comme pour le travail exercé à titre bénévole. Le rapport avec les autres – par exemple avec les collègues, la hiérarchie, la clientèle, les usagers (dans le cas du travail salarié) ; avec les autres personnes impliquées dans une chaîne de *care* (dans le cas du travail bénévole) – est donc fondamental pour comprendre le rapport subjectif que le sujet entretient avec son travail. Or, l'engagement de Cédric Herrou et les compétences qu'il mobilise sur le terrain s'inscrivent dans un *faire ensemble* et dans un réseau de relations particulièrement denses, à la fois avec d'autres bénévoles et avec certains professionnels[65]. Il s'agit bien évidemment des bénévoles et des responsables associatifs particulièrement impliqués sur le terrain de la défense des exilés, en premier lieu des membres de l'association Roya citoyenne ; de certaines personnes qui, bien que n'ayant pas d'engagement associatif, considèrent qu'aider des êtres humains en difficulté est un devoir ; de jeunes bénévoles qui, l'espace de quelques semaines ou de plusieurs mois,

[64] Même si celui-ci est, selon les situations, plus ou moins prégnant.

[65] Pour faire tenir ce réseau, Cédric Herrou déploie des compétences d'organisation, qui consistent à mobiliser, rassembler, fédérer et coordonner différents acteurs.

décident de venir prêter main forte à Cédric Herrou et de mettre leurs compétences au service d'une cause noble ; ou encore des avocats qui mobilisent leur savoir-faire et leur expertise pour défendre toutes les personnes menacées de « délit de solidarité ». Le travail de Cédric Herrou auprès des personnes en exil est donc enraciné dans un cadre collectif qui donne sens aux actions qu'il entreprend à titre individuel. C'est aussi un gage d'efficacité, d'autant plus que les actions collectives qui sont au fondement de ce *faire ensemble* sont étroitement adaptées aux problèmes rencontrés sur le terrain. Par ailleurs, c'est dans les relations avec les autres que Cédric va puiser son énergie (l'entraide et la solidarité s'avèrent en effet être un puissant catalyseur, notamment pour surmonter tous les obstacles qu'il rencontre sur sa route) ; trouver du réconfort (auprès de Lucile, puis de Marion) ; élaborer de nouveaux modes d'action (la rencontre avec Hubert Jourdan a été par exemple décisive, c'est en effet lui qui a conseillé à Cédric de médiatiser son action et son combat) ; ou encore trouver les compétences qui lui font défaut (auprès de juristes notamment). Finalement, c'est tout un travail collectif qui se déploie pour venir en aide aux migrants dans la vallée de la Roya. Si Cédric Herrou est un personnage central dans cette vallée – du fait de son courage, de sa ténacité et de la médiatisation de son combat –, cela ne saurait faire oublier ni le travail collectif initialement impulsé par l'association Roya citoyenne, ni le travail invisible entrepris par de simples citoyens pour venir en aide aux personnes en détresse.

Ce chapitre étant achevé, changeons maintenant de sujet pour nous intéresser au parrainage des jeunes diplômés de condition sociale modeste.

CHAPITRE III

Le parrainage des jeunes diplômés de condition sociale modeste

Autre lieu, autre décor. Paris, 6 mars 2015, 12h30, dans les locaux feutrés d'une agence de communication située dans le 16ème arrondissement – Ce jour-là, nous rencontrons (une collègue et moi) les deux dirigeants-fondateurs d'une association qui œuvre à l'insertion professionnelle des jeunes diplômés de condition sociale modeste. C'est autour d'un plateau-repas que la discussion s'amorce et que nous prenons connaissance du projet clé des deux dirigeants-fondateurs : élaborer un livre blanc pour les dix ans de la création de l'association. Cette rencontre va nous amener, quelques mois plus tard – après avoir mené une recherche sur les pratiques de l'association –, à rédiger une grande partie de ce livre blanc et à assister à sa remise en mains propres au président de la République, François Hollande, à l'Élysée, le 20 octobre 2015.

C'est cette association et les pratiques de parrainage qu'elle a initiées qui seront au centre de ce chapitre. Après avoir présenté de manière succincte l'association, son histoire, et son mode de fonctionnement, nous donnerons à voir quelques pratiques de parrainage, à partir notamment du portrait de deux parrains phares qui, à l'époque, étaient très investis dans les opérations de parrainage. Cela nous amènera à nous interroger sur les ressorts de leur engagement, en lien avec le travail collectif qui est réalisé au sein de l'association afin d'accompagner vers l'emploi les jeunes diplômés. L'action collective de *care* que nous allons présenter se veut pragmatique et efficace, avant tout parce qu'elle repose sur des ressorts entrepreneuriaux.

Néanmoins, cela n'est pas sans poser quelques questions, comme on le verra…

Histoire et fonctionnement de l'association

Cette association voit le jour en Seine-Saint-Denis en septembre 2006 dans le cadre d'un partenariat noué avec plusieurs entreprises adhérentes au MEDEF 93 Ouest[66]. A l'origine, elle a pour but de répondre à différentes problématiques économiques et sociales, en favorisant l'insertion professionnelle des jeunes diplômés sur ce territoire. L'enjeu est aussi de rapprocher deux univers qui tendent à s'ignorer très largement : d'un côté, celui des jeunes habitants de ce département, l'un des plus pauvres de France, et, de l'autre, celui des grandes entreprises implantées sur ce territoire. De cette ignorance, naît toute une série de problèmes : des actes de vandalisme, des violences à l'encontre des personnels de ces entreprises, des difficultés d'accès à l'emploi pour les habitants de Seine-Saint-Denis, le désœuvrement des jeunes diplômés du département qui peinent à s'insérer professionnellement, etc. Les jeunes diplômés de Seine-Saint-Denis (bac +4 minimum) qui « galèrent » vont constituer la cible de choix des deux fondateurs de l'association. Il s'agit, ni plus ni moins, de les « sauver » (pour reprendre l'expression de l'un des deux fondateurs) et, ce faisant, de relancer l'ascenseur social afin de promouvoir l'égalité des chances (dans le droit fil de la mythologie républicaine française). Il faut dire que les deux hommes sont particulièrement bien placés pour faire le lien entre ces jeunes et les grandes entreprises implantées sur le territoire : l'un (Robert[67])

---

[66] Le MEDEF est le Mouvement des entreprises de France, une organisation patronale.

[67] Le prénom a été changé.

anime la structure locale du MEDEF 93 Ouest en tant que délégué général ; l'autre (Younes[68]) est un entrepreneur à succès qui incarne à lui seul la méritocratie « à la française » (d'origine algérienne, et lui-même issu du 93, il a créé une *start-up* dans le domaine des télécommunications[69]). L'idée de départ est simple : mettre en relation des jeunes diplômés de Seine-Saint-Denis avec des cadres expérimentés travaillant dans les entreprises installées dans le 93, charge à ces derniers d'accompagner ces jeunes vers l'emploi. D'emblée, l'opération est un succès : en six mois, 60% des 200 premiers jeunes accompagnés trouvent un emploi.

Forts de ce succès, et encouragés par la présidente nationale du MEDEF, les deux fondateurs vont s'efforcer d'étendre le dispositif initial au niveau national en se fixant comme objectif d'accompagner 1000 jeunes diplômés vers l'emploi. Pour ce faire, ils vont mobiliser quelques grandes entreprises (Orange, BNP Paribas, Société Générale…), qui deviendront les partenaires privilégiés de l'association, et déployer une organisation à vocation nationale, avec la mise en place de trois pôles : un pôle « Développement », chargé d'accompagner la croissance grâce à un travail de prospection auprès des entreprises afin de nouer des conventions avec elles[70] ; un pôle « Communication - partenariats institutionnels », dont la mission est de nouer des liens avec les entreprises et les institutions publiques (Pôle emploi, les universités, les collectivités territoriales, etc.) ; un pôle « Parrainage - animation RH », chargé de mettre en relation les jeunes diplômés qui rentrent dans le

---

[68] Le prénom a été changé.

[69] Il deviendra par ailleurs, sous l'impulsion de Robert, président du MEDEF 93 Ouest.

[70] L'enjeu est d'attirer des ressources financières et humaines (de futurs parrains et marraines).

dispositif avec les parrains et marraines de l'association. Cette dernière va alors connaître une forte croissance. En 2010, on en est déjà à 6000 jeunes accompagnés, en effectifs cumulés. Dix ans plus tard, l'association affiche sur son site internet plus de 60 000 jeunes accompagnés, 13000 marraines et parrains, et plus de 1000 mécènes et partenaires. Les effectifs de l'association vont également croître en proportion, jusqu'à atteindre une quarantaine de salariés au moment de notre recherche (en 2015). L'organisation d'événements fédérateurs – à l'échelle locale (comme les « bilans de parrainage » organisés dans les entreprises ou encore les « clubs de jeunes diplômés »), mais aussi nationale (à l'instar des « Rencontres nationales pour l'égalité des chances »[71] ou de la « Nuit du parrainage »[72]) – va également accompagner la croissance de l'association. C'est donc tout un écosystème favorable au développement du parrainage que les deux dirigeants-fondateurs de l'association ont su créer. Mais en quoi consiste plus précisément la relation de parrainage et quels sont les ressorts de l'engagement des parrains et des marraines dans l'association ?

Les ressorts de l'engagement dans le parrainage

Qu'est-ce qui motive finalement les bénévoles de cette association ? En premier lieu, ils mettent en avant leur volonté d'aider les jeunes diplômés qui peinent à trouver un emploi, notamment ceux qui manquent cruellement de ressources pour monter dans le train de l'emploi (comme le

---

[71] Ces rencontres se sont tenues dans des cadres prestigieux : le Carrousel du Louvre, le Palais des congrès de Paris, la Cité du cinéma, etc.

[72] Qui a vu se succéder à la tribune des chefs d'entreprise et des responsables politiques de premier plan.

résume l'un d'entre eux : « Avoir un diplôme ne suffit plus et ne pas avoir de soutien pour mieux se vendre est un handicap. Tous ceux qui n'ont pas de soutien dans leur sphère privée, il faut les aider ! »). Outre l'aide qu'ils peuvent apporter aux jeunes, les parrains et marraines de l'association motivent leur engagement par le fait de lutter contre les injustices sociales et les discriminations à l'embauche, liées au fait, par exemple, de résider dans un quartier qualifié de « prioritaire » ou de porter un nom à consonance étrangère. C'est notamment ce que souligne un parrain travaillant dans le secteur automobile : « Je découvre de plus en plus de pépites et cela me conforte dans l'idée qu'il y a des pépites partout et pas seulement dans les quartiers favorisés ou dans les écoles réputées. Il suffit seulement de mettre ses préjugés de côté et d'ouvrir les yeux. Permettre à un jeune d'accéder à un niveau digne de ses capacités et parfois bien supérieur à celui de ses parents est toujours valorisant. Cela permet de réparer ce que le système scolaire ou social n'a pas permis de réaliser… »

Pour certains bénévoles, l'identification avec ces jeunes joue d'ailleurs à plein. C'est ce que mentionne une marraine qui travaille dans une grande banque : « Moi-même je suis issue d'un quartier aidé. Et je pense qu'il y a réellement un potentiel du côté de ces jeunes, et s'il n'y a pas quelqu'un ou une structure pour leur donner un petit coup de pouce, ça n'avancera pas. Je pense qu'il est nécessaire que chacun d'entre nous ait un rôle actif dans la société pour faire bouger les choses. Malheureusement, l'image des cités, des quartiers est assez négative dans les médias. »

Cela amène certains bénévoles à appréhender la relation de parrainage sous l'angle de la solidarité intergénérationnelle et dans une logique de don/contre don. C'est parce qu'ils considèrent avoir eux-mêmes beaucoup reçu de leurs aînés qu'ils estiment être en mesure de transmettre quelque chose aux jeunes qu'ils accompagnent. C'est ce que souligne l'une des marraines sollicitées : « Ce qui motive mon engagement ? La satisfaction de sauver de la désespérance des jeunes qui ont fait l'effort de faire des études, parfois tout en travaillant, et celle du devoir accompli. Jeune diplômée, j'ai eu la chance de rencontrer un homme et une femme extraordinaires qui m'ont donné ma chance et qui font que je suis celle que je suis aujourd'hui. Le parrainage est un moyen de donner ce que j'ai reçu. C'est aussi la joie partagée lorsqu'ils décrochent leur premier contrat de travail. »

On comprend au passage que la relation de parrainage, qui est riche en émotions, est loin d'être une relation à sens unique. En effet, si ces bénévoles donnent d'eux-mêmes, de leur énergie et de leur temps aux jeunes diplômés qu'ils accompagnent, ils en retirent eux aussi un certain nombre de gratifications, qui ne sont pas forcément perçues au départ, mais qui se découvrent au fur et à mesure que se fortifie la relation de parrainage. La satisfaction d'aider l'autre, le sentiment d'être utile à quelqu'un, la joie retirée d'une relation enrichissante[73], le fait de mieux comprendre les aspirations des jeunes diplômés, mais également la satisfaction d'avoir développé ses propres compétences..., constituent autant de gratifications qui alimentent dans la durée l'engagement de ces bénévoles.

Mais que font concrètement les marraines et les parrains afin d'aider les jeunes diplômés dont ils ont la charge ? Quelles pratiques de parrainage déploient-ils pour aider ces

[73] « Mon rôle de parrain m'apporte beaucoup de joie. Je ressens un grand bonheur quand le filleul retrouve confiance, obtient un premier entretien, puis un second, et enfin un emploi. Je suis d'autant plus content car j'ai l'impression qu'il a obtenu le job correspondant à son projet professionnel et qu'il va pouvoir s'épanouir au quotidien... », dit par exemple un parrain travaillant chez Orange.

jeunes à s'insérer professionnellement ? Afin de donner à voir quelques-unes de ces pratiques, nous allons dresser le portrait de deux parrains phares de l'association (Jean-Paul et Hervé[74]) et braquer le projecteur sur le travail de *care* qu'ils effectuent dans le cadre de la relation de parrainage[75].

Jean-Paul : le parrainage chevillé au corps

Jean-Paul est cadre supérieur chez Orange. Ingénieur de formation, c'est un spécialiste aguerri de la gestion de projet. Au moment où nous le rencontrons (en mai 2015), il a déjà une longue expérience dans le parrainage ; cela fait en effet huit ans qu'il accompagne des jeunes diplômés de condition sociale modeste vers l'emploi. Deux éléments permettent de rendre compte de son engagement en tant que parrain : ses origines sociales et ethniques tout d'abord, sa rencontre avec Younes ensuite.

« A la base, la motivation initiale c'est l'envie d'apporter une contribution, de rendre un peu ce que la vie a pu nous apporter j'allais dire... Et puis forcément, vis-à-vis de l'association, je me suis un peu projeté de par mes origines sociales et ethniques. Et le fait que les filleuls au départ soient majoritairement issus de quartiers... Donc moi en fait je suis d'origine algérienne. Mon père est encore de nationalité algérienne. Donc forcément je me sentais un peu plus concerné quoi... Donc c'était l'un des déclencheurs,

---

[74] Les prénoms ont été changés. Nous avons eu l'occasion de nous entretenir à deux reprises avec chacun d'eux.

[75] Nous appréhendons la relation de parrainage comme une relation de *care*, à l'instar de Kevin André (2013) qui a étudié le programme d'égalité des chances « Pourquoi pas moi ? » déployé par l'ESSEC et fondé sur l'engagement bénévole des étudiants en tant que tuteurs auprès de lycéens issus de milieu modeste. André considère en effet que « les relations tissées entre les tuteurs et les tutorés ont les caractéristiques d'une relation de *care* » (André, 2013, p. 12).

mais l'autre déclencheur c'est quand j'ai assisté à la présentation de Younes. Younes il est en fait habité par ce qu'il fait. Il y a une forme de congruence totale entre l'association qu'il défend et lui-même, qui, d'une certaine façon, fait mouche. C'est-à-dire que quand on écoute son discours, c'est une évidence. Donc ça a été pour moi une évidence aussi que je devais m'engager. Alors peut-être que le hasard, avec ma femme, m'a poussé à aller vers ce type d'association, mais c'est vraiment Younes qui a fait la différence pour être tout à fait clair. (…). La façon de raconter son histoire et la façon dont il a créé l'association fait tellement sens… et c'est tellement émouvant… Je pense que même les gens qui n'ont pas envie d'être parrain, le jour où ils assistent à une présentation de Younes, ils sont tous touchés par ce qu'il dit. Je ne connais personne qui pourrait être insensible à ça. Donc Younes transmet vraiment cette émotion-là parce qu'il est complètement habité… Et donc voilà, la première fois que j'ai entendu ça, cela a été un coup de poing dans la gueule, mais au sens positif du terme, cela a été un choc positif. Et je me suis dit que j'aurais vraiment voulu créer cette association. C'est tellement évident et simple bon sang ! J'ai un filleul qui a du mal à trouver un boulot. Il va avoir un parrain qui a déjà un boulot, qui va l'aider et qui va donner quelque chose, ouvrir son réseau par exemple. Et ça ne lui enlève rien au parrain : il va donner son réseau et il aura toujours son réseau. Donc il y a quelque chose d'une simplicité extraordinaire dans ce concept et qui a été pour moi une révélation. Je me suis vraiment dit que cette idée est géniale et c'est aussi pour ça que je me suis tellement reconnu. (…). C'est vraiment incroyable avec Younes car quand il raconte son histoire on entend vraiment les mouches voler dans la salle. Les gens sont suspendus à son discours et c'est vraiment extraordinaire. Ce sont des moments de grâce quoi… Donc finalement cette énergie que lui dégage, moi je l'ai prise, mais il se trouve que ça rentre aussi en résonance avec mon énergie propre et ça fait écho à mon histoire. Il y a une résonance dans les énergies, comme en physique quantique… » (Jean-Paul, parrain)

C'est donc par le truchement de Younes qu'il s'est découvert une vocation de parrain. Depuis, il œuvre sans relâche à l'insertion des jeunes diplômés et y met toute son énergie : « Évidemment on est content quand on case des jeunes, mais on aimerait en caser tellement plus ! On aimerait faire beaucoup plus parce qu'on sait qu'il y a des gens qui en ont besoin. Ça répond quand même à une justice sociale. Ça rencontre des besoins vitaux. On n'est pas dans des choses de l'ordre du confort ou du luxe. Ce sont des choses qui sont tout en bas de la pyramide de Maslow[76]. Donc on voudrait faire plus ! »

Pour accompagner les jeunes dont il a la charge, Jean-Paul a développé et formalisé une méthode de parrainage bien particulière, dans laquelle la « transmission de l'énergie » du parrain vers son filleul joue un rôle clé. Cette transmission est au fondement de sa pratique et au cœur de la relation de parrainage, pour au moins deux raisons. Tout d'abord parce qu'au moment où il rencontre son parrain ou sa marraine pour la première fois, le jeune diplômé traverse en général une phase de découragement, voire de doute… Ensuite parce que l'enjeu est de construire une relation de parrainage basée sur la confiance, dans le but de bâtir « une équipe », qui devra par la suite élaborer une stratégie de recherche d'emploi… Pour expliquer sa méthode, Jean-

[76] Abraham Maslow est un psychosociologue américain qui a élaboré une pyramide des besoins. Certains besoins de base sont physiologiques (chaleur, nourriture, sexualité) ; d'autres relèvent de la sécurité (trouver un abri, être protégé, se sentir en sécurité).

Paul a recours à une métaphore sportive qui s'avère très éclairante : « Ce qui est important, dans le cadre du parrainage, c'est qu'on n'a pas autant de temps que pour le coaching. Et surtout on a des gens qui arrivent, qui n'ont aucune clé la plupart du temps, auxquels il faut très rapidement mettre le pied à l'étrier. Donc, moi, l'image que j'utilise c'est l'image du relais où en fait le parrain porte le premier relais, puis il donne au filleul… C'est-à-dire qu'il y a au démarrage un investissement fort du parrain pour porter une compréhension, porter un message, etc. Donc l'énergie elle doit être transmise par le parrain. C'est ça pour moi la différence vraiment essentielle avec le coaching, c'est qu'on va jouer sur des ressorts psychologiques, dont celui de faire équipe, d'où la comparaison avec le relais. Donc le filleul, au moment où on le rencontre, il n'est pas forcément capable de se battre pour lui-même. Autrement dit, au départ d'un 400 mètres, le fait qu'il ne peut pas se battre pour lui-même – par rapport à son estime de soi, par rapport à tout un tas de choses, son degré de confiance, etc. –, tout cela fait que, quel que soit son potentiel, il ne va pas être médaille d'or aux 400 mètres. En revanche, le fait de concourir dans un relais avec son parrain fait qu'il y a des choses qu'il va déclencher d'abord pour son parrain, puis pour lui-même, parce qu'au départ il n'a pas l'état d'esprit et le degré de confiance qui lui permettraient de faire les choses pour lui-même. Donc il faut créer cette relation de confiance, mais il faut être quand même une épaule solide sur laquelle il peut s'appuyer tout de suite. Et c'est ça pour moi la différence fondamentale entre le parrainage et le coaching. Le parrainage va plus loin, surtout dans la première phase, dans l'aide et l'accompagnement. (…). Ce que doit sentir le filleul c'est un parrain qui psychologiquement soit capable de dire : « Je suis là et tu peux compter sur moi ! » »

Mais comment fait-il, concrètement, pour transmettre cette énergie et bâtir une équipe ? Cela passe dans un premier temps par un travail de mise en confiance, l'enjeu étant de créer un environnement sécurisant, propice à la libération de la parole. Cette mise en confiance passe par un temps d'échange ouvert (où l'écoute occupe une place centrale) afin de bien cerner la personne accompagnée, son histoire, ses problèmes et ses aspirations. La première rencontre, qui se fait systématiquement dans les locaux de l'entreprise, est généralement suivie d'une invitation au restaurant. Le repas pris ensemble est, d'après Jean-Paul, un moyen de libérer la parole et de « désacraliser » la relation de parrainage. C'est une condition *sine qua non* pour créer une relation de confiance et capter un certain nombre de signaux faibles, comme il le dit lui-même : « Donc je vais dans un restaurant juste à côté pour vraiment briser la glace et pour avoir tout de suite une relation un peu plus légère. C'est important parce que le filleul, en général, il est dans quelque chose de plutôt sombre, grave, plutôt dans la souffrance souvent, une inquiétude énorme... Donc, ce repas, c'est un peu un moment de convivialité, et puis c'est aussi l'occasion d'entendre des choses qu'on n'entendrait pas dans le bureau, surtout pour une première rencontre. C'est-à-dire que cela va créer des discussions qui ne peuvent pas avoir lieu autour d'une table, dans un bureau. Et donc, là, je vais entendre des choses, je vais entendre des trucs entre les lignes, décoder des choses tout de suite, dès le premier rendez-vous, que je ne serais pas capable d'entendre si on était dans un cadre trop formel. (...). Donc je vais entendre des choses qui sont plus sur le savoir-être, sur les peurs, ou au contraire sur les forces un peu d'ordre psychologique, sur de l'émotionnel, sur tout un tas de choses..., sur des problèmes que la personne a pu avoir et qui vont peut-être être abordés à ce moment-là... et qui me permettent de purger un certain nombre de choses. » Ce « travail de purge » dont parle Jean-Paul peut, dans certains cas, durer plusieurs séances, notamment quand la personne aidée a un passé douloureux, fait de blessures narcissiques, voire de traumatismes.

« Il y a tout un tas de trucs que l'on ne voit pas dans le CV, et notamment un certain nombre de choses que les gens ont vécues comme traumatisantes parfois ou comme des choses qu'ils vont cacher, alors qu'ils peuvent les mettre en avant. Donc un exemple : j'ai actuellement un filleul, pour pouvoir survivre tout simplement, il a fait tout un tas de petits boulots : veilleur de nuit, décharger des palettes à Rungis, etc. Et lui, quand on a fait cette purge, en fait, il a parlé de ses galères en quelque sorte, et je lui ai permis de voir ses expériences comme un plus, comme quelque chose qui le différenciait des autres étudiants et qu'il pouvait valoriser. Donc il le voyait comme une honte et il l'a vu ensuite comme une fierté. Mais pour ça, il faut d'abord le purger, purger tout cet affect qui vient autour de cette injustice : mais pourquoi moi je dois faire tout ça alors que d'autres n'ont qu'à penser à leurs études ? Donc pendant ses études, il a fait plein de petits boulots et puis après ses études… pas de boulot ! Donc ça permet de purger tout ce qui est autour du fatalisme social. Parce que ça c'est quand même quelque chose qui est générique et que je retrouve dans beaucoup de cas. Il y a quand même un peu ce sentiment d'injustice et puis… comment dire… des fausses vérités quoi, ou des choses qui sont exacerbées ou un peu caricaturales justement… du type « de toute façon moi je ne trouve pas de boulot, je n'en trouverai jamais, parce que de toute façon je n'ai pas le bon carnet d'adresses, je ne suis pas issu d'une bonne famille, donc je peux continuer comme ça pendant des années… je trouverai rien ! » Et quand c'est exprimé, c'est le cas le plus positif, parce que cela permet de lutter contre. Mais bien souvent ce n'est pas exprimé… C'est complètement intériorisé, et parfois la personne lutte contre pour se persuader du contraire, mais n'en est pas persuadée, donc il va y avoir une ambivalence, une lutte, une tension intérieure, et donc ça, pendant le repas, on peut voir ça, et après on se dit qu'il va falloir bosser là-dessus… » (Jean-Paul, parrain)

Quand la confiance est au rendez-vous et qu'a eu lieu ce « travail de purge », vient ensuite le temps du *feed-back* et de la constitution de l'équipe. Le parrainage prend alors une autre tournure, le parrain devenant plus directif, comme l'explique Jean-Paul : « Ça se fait quand même avec une certaine conviction et fermeté. Donc c'est un message du type : « Donc là, je vais t'aider, mais il y a tout un tas de choses qu'il va falloir abandonner : il y a ta façon de te présenter, etc. » Par exemple cela peut être des codes vestimentaires. Donc là on va privilégier une posture où on fait équipe et où on va y arriver. Mais là quand même on ne va pas se mettre des boulets aux pieds ! Il y a des choses qu'il va falloir absolument abandonner si on veut courir le 400 mètres plus vite que les autres, car il faut vraiment mettre toutes les chances de notre côté… Mais il y a un retour qui n'est jamais dans le jugement… car comment dire ? J'essaye toujours de penser équipe. C'est-à-dire qu'il y a ce côté où un jeune il peut entendre beaucoup de choses, mais en même temps la façon dont on le dit est très importante parce qu'il ne doit surtout jamais perdre la face. Ça c'est quelque chose d'important. Un jeune, il peut se braquer, avoir une forme de fierté, et donc comme déjà il n'a pas forcément une bonne image de lui, si en plus le retour est violent... Donc il faut choisir le moment pour dire les choses – le côté graduel – mais il y a aussi, encore une fois, le fait de se positionner en équipe. Ça c'est très important au niveau du ressort psychologique de l'équipe.

Ce n'est pas d'un côté le filleul et de l'autre le parrain qui évalue et qui met le pouce en haut ou en bas selon les cas ; mais on fait véritablement équipe, donc le parrain dit : « Tu vois il y a quand même ça à voir, à travailler… » Par exemple, le gars qui a les cheveux super longs jusqu'aux épaules et qui est réfractaire, je lui dis : « Tu fais comme tu veux mais là, à mon avis, sur le *look*, si on fait un petit effort, on a plus de chance d'y arriver quoi. Bien sûr ce n'est pas une obligation impérieuse, mais à ta place, moi, je la jouerais plutôt comme ça parce que ça peut rebuter des personnes. Donc est-ce qu'on veut rebuter ces personnes ? » Un autre exemple : j'en avais un qui avait toujours un bonnet… pas de docker… de *bad boy* un peu… et qui arrivait comme ça. Alors là je lui ai dit : « Moi franchement ce n'est pas le critère qui fait que je ne vais pas prendre un jeune mais je sais qu'il y a des gens que ça va rebuter. Donc c'est quoi notre intérêt ? De mettre toutes les chances de notre côté ou pas ? » Donc là, quand on l'associe au truc et que l'on parle de « nous », le jeune peut beaucoup plus l'entendre parce qu'on est dans la même équipe... »

Une fois l'équipe constituée, vient la dernière étape : l'ouverture du réseau et le travail régulier que doit fournir le filleul afin de décrocher l'emploi tant espéré. Jean-Paul active alors son réseau LinkedIn : « La première chose que je demande au filleul, c'est de s'inscrire sur LinkedIn et de se connecter pour lui ouvrir mon réseau. J'ai pris un peu au pied de la lettre Younes. Quand Younes explique le mode de fonctionnement de l'association, il dit : « On affecte au filleul un parrain qui va lui ouvrir son réseau ». Je me suis dit que moi, avec LinkedIn, sur 30 ans de vie professionnelle, j'ai 900 personnes qui sont des vrais contacts, pas des amis de Facebook ! Bon 900 ça paraît beaucoup, mais finalement ça fait une trentaine de contacts par an. Dès le début, je lui dis : « Regarde les entreprises, les fonctions, les gens… avec lesquels tu voudrais que je te mette en contact, etc. » Donc à un moment donné, il doit me faire la liste des cinq personnes qu'il voudrait vraiment rencontrer. Donc c'est lui qui les identifie. Donc je demande à ces cinq personnes après… J'explique le truc, je recommande, etc. Et puis elles vont le rencontrer. Et donc, ces personnes-là, elles vont me donner un autre regard sur le jeune, des informations, etc. Elles vont aussi donner des conseils au jeune… Et puis elles vont surtout lui ouvrir des opportunités. »

En parallèle, Jean-Paul donne aux filleuls qu'il accompagne des tâches à réaliser à domicile (« des *homework* » selon ses propres termes), ceci afin d'accroître l'efficacité de l'accompagnement, comme il l'explique lui-même : « Je dis au filleul : « Tu sais, tu auras beaucoup de travail, vraiment beaucoup ! C'est ma méthode. Si tu me veux comme parrain, moi je vais beaucoup m'investir, mais toi tu vas t'investir encore plus parce que c'est quand même toi qui dois trouver le boulot ! » Donc, du coup, dans les obligations, après chaque entretien, il doit m'envoyer un compte rendu de notre entretien. Ce qui l'oblige à formaliser. Et moi je lui fais ensuite un retour : « t'as oublié tel truc » ou « oui mais tel point je l'ai un peu reformulé parce que ce n'est pas tout à fait ça que je voulais dire ». Alors plusieurs intérêts à cela… et c'est essentiel dans la méthode. C'est une des pierres angulaires. Premier intérêt : cela permet au filleul d'être plus acteur parce que ça l'oblige à réfléchir… Faire un compte rendu ce n'est pas forcément facile, ils n'ont pas forcément l'habitude. Donc ça oblige tout de suite à capter et à être vraiment de suite très actif dans la démarche. Deuxième intérêt : on va avoir une cristallisation de quelque chose de très concret dans la relation qui va exister aussi entre nous, puisque, effectivement, on va avoir une trace de tout ce que l'on fait ensemble au fil du temps. Donc ça va faciliter le suivi de ce qu'il fait. Ça va me faciliter la tâche aussi parce que moi je reprends un peu les comptes rendus. Je relis toujours le dernier compte rendu et je vois tout de suite où j'en étais la dernière fois. Donc l'entretien suivant sera beaucoup plus efficace. Autre intérêt important : on va aller plus vite grâce à ça (…). Je peux par exemple dire au filleul : « Donc là, par exemple, puisque tu es intéressé par l'international, tu me refais une ébauche de ton CV en anglais. Tu m'as dit que tu étais intéressé par tel truc, alors essaye de faire des recherches dessus sur Internet. C'est quoi pour toi le métier ? Qu'est-ce que tu trouves sur tel métier de la banque ? Tu m'as dit que la Société Générale t'intéressait, tu me fais une fiche complète sur la Société Générale et la façon dont ils gèrent telle ou telle chose, comme tu le ferais à l'Université. Vraiment quelque chose de costaud. » (…). C'est aussi ce qui fait qu'en termes de durée moyenne d'accompagnement des filleuls, ça va beaucoup plus vite. »

Durant cette phase, Jean-Paul s'appuie également sur un certain nombre d'outils afin de structurer la relation de parrainage, comme par exemple le « sur CV » (appelé aussi « cube ») ; il s'agit d'un CV extrêmement détaillé conçu par le filleul sur Excel (à partir d'une trame de départ) qui répertorie notamment l'ensemble de ses expériences, connaissances, compétences et qualités. Cet outil est, selon Jean-Paul, extrêmement utile : « C'est vraiment un outil que j'ai complètement conçu et on le remplit comme un tableau croisé dynamique, un cube. Donc ensuite le jeune doit apprendre ce tableau – qui est assez conséquent – par cœur ! Et quand je dis par cœur je vais lui demander par exemple : « Dis-moi à quelle occasion tu as pu démontrer ton adaptabilité ? » Et donc, là, il doit mobiliser sa mémoire et me dire : « Ben voilà, c'est dans telle mission que j'ai faite qui était dans tel job ». (…). Et après cet outil sert pour plusieurs choses. Il sert notamment pour les entretiens pour avoir une fluidité totale. Et moi, ce que j'ai noté, c'est que les jeunes qui ont vraiment fait ce travail et qui ensuite réussissent à décrocher un entretien font la différence. Et moi qui me retrouve souvent en situation de recrutement dans le cadre de mon entreprise, parce que j'en ai fait beaucoup depuis 25 ans, en fait, ce que je constate, c'est que la fluidité qu'ils ont est supérieure à celle des gens que je rencontre habituellement lors des entretiens et qui peuvent avoir 40 ou 50 ans. Quand on leur pose à eux la question : « Alors là est-ce que vous pouvez illustrer ? » Et la personne est là, elle réfléchit..., et elle ne trouve pas toujours, elle ne trouve pas toujours le bon exemple. Tandis qu'avec les jeunes, on a une fluidité immédiate. Et là n'importe quel recruteur se dit : il en a sous la semelle ! »

Cette méthode en trois étapes, que Jean-Paul a élaborée au fil du temps et testée sur un grand nombre de filleuls, s'est avérée payante si l'on en croit les statistiques de l'association puisque, au bout de quelques années, les deux dirigeants-fondateurs lui ont fait savoir qu'il était « le premier des parrains » sur un total de 3000 parrains et marraines à l'époque. S'il en retire bien évidemment une certaine fierté, pour autant, il dit se méfier des effets néfastes que pourrait engendrer ce type d'évaluation : « Alors attention parce que ça c'est un aspect important... Eux [Robert et Younes] suivent les statistiques, mais moi dans ma démarche – et je l'explique d'ailleurs quand j'interviens auprès d'autres parrains –, je m'interdis de comptabiliser parce que j'ai peur que ça me paralyse plutôt qu'autre chose. Donc moi, en fait, je ne compte pas, ni la durée moyenne d'accompagnement, ni rien de tout ça, car ça c'est de l'ordre du tableau de bord de suivi de performance, et je ne me l'applique pas parce que je ne veux pas que cela ait un effet négatif sur moi ou que ça déshumanise mon action… c'est-à-dire que ça devienne quelque chose comme un boulot, et pour moi ce n'est pas un boulot ! C'est une vocation, un sacerdoce… Je ne sais pas comment on peut appeler ça… Quelque chose qui se situe sur un plan très émotionnel… Et je pense d'ailleurs que c'est très probablement une des clés du succès. (…). Et d'ailleurs quand Younes ou Robert veulent me parler de ça je préfère ne pas rentrer là-dedans. » Cela a tout de même conduit Jean-Paul à formaliser sa méthode, à la demande des deux dirigeants-fondateurs de l'association, afin de communiquer sur celle-ci auprès des autres bénévoles de l'association, notamment quand il y a une « crise de vocation » dans telle ou telle entreprise partenaire.

« Je suis par exemple intervenu dans l'entreprise X le mois dernier. Donc il y avait une vingtaine de parrains et une autre vingtaine de personnes qui se tâtaient pour devenir parrain. Mais il y avait des difficultés et X était sur le point d'arrêter l'expérience. Il y avait une crise de vocation si on peut dire parce qu'il n'y en avait qu'un ou deux qui avaient réussi à caser un premier filleul, etc. Donc ils se disaient : « on s'est plantés ». Et les parrains, comme ils n'y arrivaient pas, et bien ils se retournaient vers les RH en disant : « Est-ce que tu veux m'aider ? » Et le responsable RH, il disait : « Attends, on n'a pas les postes quoi ! » Et les embaucher dans l'entreprise ce n'est pas du tout le but du parrainage en fait. S'il y a des postes tant mieux ! Le parrain doit aider le jeune à trouver un emploi, mais pas forcément dans son entreprise. Et donc il y avait vraiment cette crise et les gens étaient un peu démobilisés. Ils regardaient un peu leurs chaussures. Ils étaient venus un peu par politesse. Alors je suis allé faire une présentation du parrainage dans l'entreprise, et puis il y a eu un débat, et ils sont tous repartis avec un autre état d'esprit et avec une confiance renouvelée. Cela a déclenché quelque chose... Et puis ceux qui hésitaient sont finalement tous devenus parrains. » (Jean-Paul, parrain)

En définitive, si Jean-Paul est devenu un pilier au sein de l'association, c'est non seulement parce que ses résultats étaient exceptionnels, mais aussi parce les deux dirigeants-fondateurs pouvaient compter sur son dévouement pour sensibiliser les cadres en entreprise.

Passons maintenant à un autre parrain exceptionnel, Hervé, un bénévole qui ne comptait ni son temps ni son énergie pour aider les jeunes diplômés en difficulté.

Hervé : un parrain surinvesti dans sa mission

Au moment où nous rencontrons Hervé (en juin 2015), il est cadre supérieur au sein de la Direction des ressources humaines du groupe Caisse des dépôts et est extrêmement investi dans les opérations de parrainage déployées par l'association.

« En ce moment j'en ai onze [filleuls] sur le feu ! Je suis aussi intervenu dans les mairies pour présenter le parrainage et c'est l'occasion de belles rencontres. Tout d'abord, avec les élus, les maires, conseillers et autres, les entrepreneurs, etc. Mais aussi avec les jeunes. Et il m'arrive assez souvent que les jeunes me sollicitent en direct, et du coup, le CV, je ne laisse pas ça lettre morte. Je suis un garçon hyperactif, donc il faut que ça bouge. Sinon ce n'est pas intéressant. Un exemple : de par ma belle-fille, qui est installée au Sénégal avec mon fils, j'ai été sollicité pour un garçon sénégalais qui est en France avec une carte de séjour provisoire et qui a une reconnaissance RQTH[77], donc travailleur handicapé, et ce garçon a un parcours brillant. Et donc je l'ai fait connaître à l'association et elle lui a donné une dérogation

[77] Sigle qui signifie « Reconnaissance de la qualité de travailleur handicapé ».

exceptionnelle parce qu'il avait suivi ses études secondaires au Sénégal... J'ai aussi une jeune étudiante mexicaine, qui avait fait son master 1 au Mexique, et qui donc ne rentre pas dans le cursus… mais elle a fait son master en France... Bon, j'en ai une autre qui est atteinte par la limite d'âge parce que pour l'association c'est 30 ans. Elle est psychologue clinicienne. Et c'est pareil, j'ai fait jouer des réseaux. Elle est étrangère mais en phase de naturalisation. C'est vrai que c'est l'occasion d'avoir des CV un peu atypiques. Mais je les suis tous. De toute façon, je mets toujours l'association en copie – les personnes du pôle parrainage – car je fais un point sur leur situation et elles ont un état exact des onze gamins que j'accompagne. Et je mets aussi en copie la Directrice RH groupe « Egalité professionnelle, qualité de vie au travail, risques professionnels » de la Caisse, qui est une collègue et amie, et qui est par ailleurs référente parrainage au sein de la Caisse… » (Hervé, parrain)

Mais quel a été l'élément déclencheur de son engagement en tant que parrain ? Ses origines sociales semblent avoir joué très fortement dans son implication au sein de l'association. Issu d'un milieu ouvrier et ayant grandi dans une cité sensible des Hauts-de-Seine, il avait en effet à cœur d'aider les jeunes diplômés de condition sociale modeste, comme il nous l'a confié : « Je suis issu d'une cité, donc de naissance familiale « pauvre » si je peux dire (…). Je me suis dit qu'effectivement être au sein de cette association… c'est utile. Se rendre utile en transmettant son savoir, son expérience professionnelle, et surtout les codes et les réseaux qui vont permettre à ces jeunes issus des quartiers défavorisés d'être peut-être un peu plus efficaces dans leur recherche d'emploi, voilà moi c'est tout ce qui m'intéresse ! »

Son passage en tant qu'éducateur au sein de la direction de la Protection judiciaire de la jeunesse (PJJ) du ministère de la Justice, métier qu'il a exercé pendant une dizaine d'années environ, a également joué un rôle très important selon lui. Cette expérience de travailleur social, qui l'a profondément marqué, a été pour lui l'occasion de se frotter à des situations difficiles auprès de « petits et de grands criminels », d'apprendre à « faire beaucoup avec peu de moyens », et ce faisant de développer une certaine ingéniosité, mais aussi et surtout d'acquérir des compétences qui s'avèrent extrêmement utiles dans le cadre du parrainage : « Mon premier métier c'est éducateur, donc tout ce qui est « psy » je connais bien. Mon métier d'éducateur c'est la base de tout. C'est vraiment ce que j'utilise le plus dans le cadre de mon travail de parrain. »

Hervé a ensuite passé des concours administratifs de catégorie A, ce qui l'a conduit à intégrer successivement un Institut régional d'administration (IRA) pour compléter sa formation, puis le ministère de l'Intérieur, enfin la Caisse des dépôts après avoir réussi le concours d'attaché d'administration centrale. Ce faisant, il est un pur produit de la méritocratie « à la française ». Agir pour l'égalité des chances en donnant de son énergie et de son temps à des jeunes diplômés issus d'un milieu social modeste lui est donc apparu comme une évidence, une mission qu'il considère d'ailleurs comme relevant de l'intérêt général : « Moi je suis au service de la Caisse, au service de l'intérêt général car je suis fonctionnaire d'État. Je suis au service des jeunes et des autres en général. » Il faut dire que le groupe Caisse des dépôts, qui est partenaire de l'association depuis 2011, compte un réseau d'une centaine de marraines et de parrains actifs, animé par la directrice des ressources humaines, un réseau qui forme une véritable communauté et dans laquelle se développent des pratiques d'entraide.

« Moi je ne suis pas un spécialiste de l'analyse des CV, mais, systématiquement, je soumets le CV à une collègue des RH et elle me fait un retour. Et je suis vraiment frappé par l'analyse du CV faite par ma collègue et tout ce qu'on y trouve. (…). C'est impressionnant. Et du coup je dis aux jeunes : « Attention au CV car cela ne pardonne pas ». Je retransmets donc l'analyse faite par ma collègue aux jeunes. Je leur dis aussi que la lecture du CV c'est vingt secondes, donc il faut accrocher avec les mots porteurs. Je leur apprends l'importance des mots. (…) Donc on travaille sur le CV, sur la lettre de motivation, puis sur l'entretien (…). J'organise même sans les prévenir des entretiens avec des collègues de travail et je pense vraiment que cela a des effets positifs. Je pense par exemple à une jeune fille pour qui un entretien avec des collègues a été un élément déclencheur. On a réussi à la faire sortir de sa réserve. Mathilde, il fallait la faire progresser car il y avait trop de retenue. Donc j'ai organisé une simulation avec deux autres collègues et moi j'étais juste observateur. C'était vingt minutes d'échanges et c'était vraiment super. Elle ne s'est pas déconcentrée… Par contre, avec les collègues, au niveau de sa présentation, on a tout démoli ! Et on a tout repris ! Et ensuite, après le débriefing, on a refait l'entretien dans la foulée et cela a tout changé. Et là je lui ai dit que c'était remarquable. Mais j'avoue que c'est brutal quand même... Mais pour Mathilde, je pense que ça a été un vrai déclic. Elle a eu un vrai déclic car aujourd'hui elle est chef de projet communication événementielle depuis quinze jours. Elle m'a dit que cela l'avait aidée à prendre confiance en elle. Mais de toute façon je n'avais aucun doute sur ses capacités. Pour moi elle avait tous les atouts : les compétences, le comportement, etc. Avec elle, il y avait juste un travail à faire de ce côté-là. Il fallait faire sauter un verrou et la brutaliser un peu finalement… Évidemment, on n'est pas là pour les démonter non plus. Il faut surtout de la bienveillance…, du parler vrai et de la bienveillance en fait. » (Hervé, parrain)

Mais au-delà du fait de mobiliser des collègues de travail pour faire progresser les jeunes, comment s'y prend-il concrètement pour les accompagner sur le chemin de l'emploi ? Le premier pas consiste à mettre en confiance la personne qu'il reçoit pour la première fois dans son bureau, grâce à une écoute active ; cela lui permet aussi de comprendre sa situation et de repérer ses points forts et ses points faibles. Cette mise en confiance passe par le fait de valoriser le parcours de la personne pour qu'elle retrouve une certaine estime d'elle-même : « Je leur dis qu'ils ont un diplôme, une intelligence, etc., que l'essentiel est là. Et je pense que ce sont des jeunes remarquables d'ailleurs. Je fais très attention aussi à leur moral parce que ça compte ! » Son approche est globale car, outre la recherche d'emploi en tant que telle, il insiste beaucoup sur l'importance de la gestion du temps, sur l'attitude à adopter au quotidien et sur le nécessaire travail à faire sur soi : « Je leur fais comprendre, par exemple, que la recherche d'emploi ce n'est pas rien. Je leur conseille d'ailleurs d'avoir une bonne organisation, un planning et une certaine hygiène de vie. Je leur dis de faire un agenda de leur quotidien, qui inclut y compris le sport… Parce que dans le même temps il faut aussi savoir prendre son temps et avoir du recul par rapport aux actions menées. Je leur dis également qu'ils doivent s'ouvrir en permanence, vis-à-vis de leur environnement proche, mais aussi vis-à-vis de leur environnement plus lointain… »

Il reste ensuite selon lui à opérer un certain nombre de « réglages », tout en restant dans une posture d'écoute active, afin de cerner les forces et les faiblesses de la personne accompagnée. Voilà ce qu'il dit à ce sujet : « Je sais écouter et analyser. J'ai pu baigner dans le monde de la psychologie quand j'étais éducateur. J'ai donc une approche de l'humain qui n'est peut-être pas commune... Donc, ces jeunes, à chaque fois que j'en ai un en face de moi, j'arrive à bien percevoir qui il est et les axes de correction possibles. Par exemple, la dernière jeune diplômée que j'ai prise en charge, je pense que je l'ai bien cernée. Hier on a passé deux heures ensemble. Mais on n'est pas dans la poésie. On travaille vraiment. Alors ce sont des jeunes qui ont des bases solides, ils ont des compétences, l'intelligence... mais il y a des réglages à opérer. On est vraiment sur des réglages et ce sont ces réglages qui vont faire qu'ensuite ils vont être efficaces et de manière extrêmement rapide. » Ces réglages peuvent porter, selon les cas, sur le CV, la lettre de motivation, la tenue vestimentaire, la manière de se présenter, le langage utilisé, la manière de consolider son réseau, ou encore l'analyse que l'on peut faire d'une offre d'emploi.

« Je leur dis souvent que sur l'offre d'emploi, en général, il y a tout dedans. Et généralement ils sont séchés d'ailleurs. Il faut vraiment l'analyser : le besoin et la demande. Et je leur dis toujours : « Vous devez répondre exactement à la demande ». (...). Les mots qui sont employés ce n'est jamais neutre. Donc je leur dis qu'à chaque offre d'emploi il faut faire un CV particulier pour répondre exactement à ce que l'entreprise demande. (...). Il faut donc faire très attention à l'emploi des mots, à l'écrit comme à l'oral d'ailleurs. Par exemple, lors de l'entretien, il faut répondre précisément à la question posée. Bien évidemment, il ne faut pas hésiter à prendre un peu de temps pour répondre, voire à reformuler la question si la question est délicate (...). Après un entretien, je leur demande toujours : « Quelles sont les questions qui vous ont été posées et qu'avez-vous répondu ? » (...). Et souvent je me rends compte que l'entretien il est perdu parce qu'on l'a mal mené. » (Hervé, parrain)

Cette méthode a fait ses preuves si l'on en croit les statistiques de l'association ; c'est ce que souligne d'ailleurs Hervé : « Aujourd'hui, par rapport aux jeunes qui me sont officiellement confiés, arrivé à ce jour, en deux mois de temps – parce que je n'ai jamais dépassé deux mois dans l'échange avec le filleul ou la filleule – et bien c'est 100% de résultats positifs et sur des métiers complètement différents ».

Éléments de compréhension et d'analyse

Les témoignages de Jean-Paul et d'Hervé sont intéressants à plusieurs titres.

Tout d'abord, s'ils mettent en lumière une disposition à faire le *care*, ils donnent surtout à voir des pratiques très concrètes de *care*. Plus précisément, ce sont des actions de *care* très instrumentées que mettent en œuvre ces deux parrains. Sont en effet mobilisés dans les relations de parrainage tout un ensemble de techniques, méthodes, supports et outils qui ont plusieurs fonctions : aider la personne à affiner son projet professionnel ; lui permettre de collecter des informations clés sur le secteur d'activité et les postes visés ; faire en sorte qu'elle consolide ses compétences relationnelles ; faciliter la mise en contact avec des personnes ressources, voire des recruteurs potentiels.

Ensuite, les expériences qui sont relatées par Jean-Paul et Hervé montrent que le travail de *care* qu'ils effectuent suppose non seulement de « mettre au travail » le jeune diplômé – ce qui passe par toute une série d'épreuves[78] –, mais aussi de mobiliser d'autres acteurs dans le processus d'accompagnement (des collègues de travail, d'autres marraines et parrains, les salariés de l'association rattachés au pôle parrainage, des membres de tel ou tel réseau professionnel, etc.) afin de faciliter la recherche d'emploi et la rendre plus efficace. Le travail de *care* déployé dans le cadre du parrainage est donc d'emblée collectif et ne se limite pas à un tête-à-tête entre un parrain et un jeune diplômé issu d'un milieu modeste.

Enfin, ces deux témoignages mettent en évidence le fait que le parrainage est un vecteur d'émotion ; en cela, il relève pleinement du *care*. Les émotions et les sentiments dont il s'agit ici sont enracinés dans le registre de l'activité pratique – comme le veut d'ailleurs la perspective du *care* (Paperman, 2013) – et prennent place dans des relations singulières et des situations particulières. Mais il convient aussi de ne pas oublier toutes les rencontres qui sont organisées et orchestrées par l'association, à l'occasion par exemple des « bilans de parrainage », des « clubs de jeunes diplômés », ou encore des grands événements qui marquent la vie de l'association (comme par exemple les « Rencontres nationales pour l'égalité des chances »). Autant de rencontres et d'événements qui contribuent à la fabrique de l'émotion autour du parrainage.

Cette action collective de *care* de grande ampleur est intéressante au vu de l'engagement de certains parrains et marraines[79] et des retombées positives que cela génère chez les jeunes diplômés : un surcroît de confiance en soi, une

---

[78] Faire les *homework* demandés par l'un, participer à une simulation d'entretien collectif de recrutement organisée par l'autre.

[79] Jean-Paul et Hervé, en tant que parrains, ne comptent ni leur temps ni leur énergie et accompagnent les jeunes dont ils ont la charge avec un grand professionnalisme.

motivation décuplée, l'accès à un emploi correspondant à son niveau de qualification[80], etc. Toutefois, elle comporte un certain nombre d'ambiguïtés et d'angles morts (Collard et Suquet, 2019) sur lesquels il faut nous arrêter.

Avant toute chose, il convient de noter que ce qui est attendu du jeune diplômé – par exemple mener un travail sur soi, acquérir de la confiance en soi, apprendre à maîtriser les codes de l'entreprise, ou encore être capable de répondre aux attentes du recruteur lors de l'entretien de sélection… – constitue à la fois un passage obligé et la finalité ultime des actions de parrainage initiées par l'association. La visée adaptative qui sous-tend ces actions est donc au fondement du dispositif de parrainage mis en place. Il s'agit en effet d'aider la personne à s'adapter à une situation donnée. Tout est d'ailleurs mis en œuvre pour que celle-ci puisse déployer en situation un « marketing de soi » efficace : façon de se présenter à travers le CV et la lettre de motivation, discours à tenir, mots clés à insérer dans le CV (ou à glisser lors de l'entretien d'embauche…), manière d'entrer en scène lors de l'entretien, comportement à adopter pour accrocher le recruteur, jusqu'à et y compris la tenue vestimentaire… Cette situation peut d'ailleurs rejaillir sur les jeunes diplômés accompagnés qui en viennent parfois à idéaliser leur marraine ou leur parrain. Au-delà des marraines et des parrains eux-mêmes, les jeunes accompagnés par l'association se voient aussi proposer d'autres images idéales auxquelles s'identifier. Ils sont ainsi invités à se conformer à l'image du candidat idéal et à se défaire de certaines habitudes et représentations. L'association communique d'ailleurs beaucoup sur ce

[80] Au moment de l'enquête, en 2015, l'association avait accompagné environ 30 000 jeunes vers l'emploi, 70% de ces jeunes ayant trouvé (dans les six mois en moyenne) un emploi pérenne (CDI ou CDD de plus de six mois) à la hauteur de leurs qualifications.

processus de « transformation de soi » comme point de passage obligé pour décrocher un emploi, le « bon » filleul étant justement celui qui est capable d'évoluer et de « s'outiller » afin de répondre le plus possible aux attentes des employeurs. Lors d'actions de communication dans les médias ou à l'occasion des grands événements organisés par l'association, certains jeunes sont d'ailleurs mis en avant et présentés comme l'incarnation de la réussite[81].

Certaines pratiques de parrainage peuvent ainsi être analysées comme des « techniques de soi », au sens où l'entend le philosophe Michel Foucault, c'est-à-dire des « procédures comme il en existe sans doute dans toute civilisation, qui sont proposées ou prescrites aux individus pour fixer leur identité, la maintenir ou la transformer en fonction d'un certain nombre de fins, et cela grâce à des rapports de maîtrise de soi sur soi ou de connaissance de soi par soi » (Foucault, 1981, p. 213). Ces « techniques de soi » renvoient, chez Foucault, au « souci de soi », qui implique nécessairement le regard de l'autre (cela peut être un directeur ou une directrice de conscience, un conseiller ou une conseillère… ou encore une marraine ou un parrain) et qui est résolument tourné vers l'action[82]. En outre, chez Foucault, ces « techniques de soi » s'articulent avec des techniques de domination historiquement repérables. Dans le cas du parrainage des jeunes diplômés de condition sociale modeste, ces techniques s'inscrivent dans le contexte du capitalisme contemporain et sont arrimées à certaines valeurs néo-libérales – comme la recherche de l'excellence, la valorisation de l'action, le culte de la performance, l'injonction à être entrepreneur de soi, à agir

---

[81] Cela participe d'une sorte de *storytelling* qui permet à l'association de valoriser son utilité et son rôle dans la société.

[82] Il s'agit en effet de se préparer aux événements à venir.

rapidement, etc. – qui, prises ensemble, forment un maillage très serré, voire une véritable « cage d'acier » pour reprendre l'expression du sociologue Max Weber (1904-1905). Par ailleurs, dans la mesure où ces techniques visent à préparer les jeunes diplômés à la compétition qui les attend[83], elles s'articulent avec certaines techniques de domination – au premier rang desquelles figure la mise en concurrence des individus entre eux –, le couplage de ces deux types de techniques ayant pour conséquence de transformer l'humain en ressource (de Gaulejac, 2006).

Il faut aussi noter, pour finir, qu'il existe une sorte de symétrie entre la situation de la personne aidée et celle du bénévole. Si, à travers le dispositif proposé, on attend en effet de la personne accompagnée qu'elle endosse les habits du « bon » filleul, il en est de même pour le bénévole qui, lui, est amené à s'identifier à la figure du « bon » parrain. La relation de parrainage, lorsqu'elle se traduit par une recherche d'emploi couronnée de succès, retentit également sur le bénévole. Ce dernier bénéficie alors d'une forme de gratification narcissique, induite par le fait qu'il est à la hauteur des attentes que l'association nourrit à son égard et qu'il correspond à l'image du « bon » parrain : bienveillant, à l'écoute, altruiste… et performant.

Finalement, l'ambiguïté principale du dispositif de parrainage que nous venons d'étudier vient de la tension existante entre, d'un côté, une logique d'intégration des jeunes diplômés de conditions sociales modestes, et, de l'autre, une logique de normalisation. D'un côté, les actions de *car* que nous venons de décrire – qui illustrent bien le

[83] Il s'agit en effet d'équiper ces jeunes pour qu'ils puissent concourir à la « lutte des places », pour reprendre l'expression de Vincent de Gaulejac (1994), un « phénomène qui renvoie chaque individu à lui-même pour batailler afin d'avoir une existence sociale » (de Gaulejac, 2006, p. 34).

fait que le *car* est à la fois une disposition et une pratique – participent à l'édification d'une société plus inclusive, dans la mesure où il s'agit d'insérer des jeunes diplômés qui peinent à trouver un emploi, de relancer un ascenseur social défaillant et de réparer une situation de départ jugée injuste (puisque source de discrimination à l'endroit des jeunes diplômés issus d'un milieu modeste). De l'autre, ces actions de *care*, si elles se veulent inclusives, n'entendent nullement remettre en cause la société telle qu'elle fonctionne – elles tendent même, au contraire, à conforter les normes, valeurs et autres croyances qui la fondent –, ainsi que les rapports sociaux de production. Dès lors, on peut s'interroger sur la portée de ce type d'actions, qui ne sont ni subversives ni révolutionnaires, mais d'essence réformistes. Peuvent-elles réellement faire bouger les lignes ? Sont-elles vraiment émancipatrices ? Ne contribuent-elles pas, au contraire, à légitimer un système économique inique car fondé sur la concurrence généralisée et le principe de la « lutte des places » (Gaulejac et *al.*, 1994) ? Telles sont les questions que l'on peut se poser. Ainsi s'achève ce chapitre consacré au parrainage des jeunes diplômés de condition sociale modeste.

Pour finir notre tour d'horizon des pratiques de *care*, nous allons explorer le travail de conservation de la faune sauvage et, plus précisément, étudier les pratiques de « *care* environnemental » mises en œuvre par les agents qui œuvrent à la protection de l'ours brun dans les Pyrénées françaises.

CHAPITRE IV

Le travail de conservation de l'ours brun dans les Pyrénées françaises

(avec la collaboration de Dorothée Denayer[84])

Nous allons maintenant nous intéresser au travail de conservation de la faune sauvage, en suivant pas à pas les agents qui sont chargés de la protection de l'ours brun dans les Pyrénées françaises. Ce chapitre est donc intégralement consacré au « *care* environnemental ». Selon Sandra Laugier (2015, p. 132), « Le *care*, au plan environnemental, est (…) une manière d'envisager des pratiques techniques et professionnelles fondées sur l'attention aux situations singulières et aux pratiques spécifiques ». Dans ce chapitre, nous allons, d'une part, faire la lumière sur le travail entrepris par ces professionnels, et, d'autre part, éclairer le rapport subjectif qu'ils entretiennent à leur travail, ainsi que la manière dont ce dernier convoque la subjectivité tout entière.

Qu'est-ce qu'implique en effet pour la subjectivité le fait de travailler avec et/ou sur des animaux ? Quel rapport subjectif ceux qui travaillent avec du vivant animal entretiennent-ils à leur travail ? Enfin, en quoi l'engagement subjectif dans ce travail est-il au fondement d'un certain nombre de savoirs et de savoir-faire liés à la gestion du vivant ? Telles sont les questions qui sont au cœur de ce chapitre. Elles valent aussi bien pour les agents de la conservation de la faune sauvage que pour les

[84] Ce chapitre est une version remaniée d'un article co-écrit avec Dorothée Denayer paru en 2017 dans le n°38 de la revue *Travailler*. Il est reproduit avec l'aimable autorisation de la revue.

professionnels qui travaillent au contact des animaux (éleveurs, bergers, etc.). Que dit la littérature à ce sujet ?

Plusieurs études portant sur le monde de l'élevage offrent de premiers éléments de réponse. Selon Michèle Salmona (1986, 1994), les habiletés professionnelles des éleveurs reposent avant tout sur les relations prolongées qu'ils ont avec les animaux. Ces habiletés – qui sont enracinées dans le corps[85] – ne peuvent être acquises que de manière informelle, par socialisation. Leur origine remonte souvent à l'enfance et à l'adolescence, comme le suggèrent plusieurs auteurs qui ont travaillé sur la transmission intergénérationnelle des savoir-faire dans le monde de l'élevage (Soriano, 1985 ; Salmona, 1986, 1994 ; Porcher, 2002a, 2002b ; Blanc, 2009). Des savoir-faire qui sont aussi mis en rapport avec les expériences sensibles des éleveurs, lesquelles sont diverses et ambivalentes. Ainsi, pour Jocelyne Porcher (2002a, p. 111 et 112), « si le métier d'éleveur intègre d'énormes potentialités de plaisir dans le travail et de bonheur », dans le même temps, le processus d'industrialisation et l'organisation du travail qui en résulte génèrent de la souffrance, avant tout parce que les éleveurs doivent « réprimer la part affective et relationnelle de leur travail »[86]. Qu'en est-il alors dans le cas des animaux

[85] Salmona (1994, 2010) rattache ce type de savoirs à la *métis* chez les Grecs (Détienne et Vernant, 1974).

[86] Dans un article récent, Molinier revient sur une enquête réalisée avec Porcher dans un élevage de porcs et décrit l'ambivalence des salariés à l'égard de l'animal : « nous avions constaté que le rapport des salariés à l'animal semblait bizarre également par un autre aspect, dominé par les pulsions partielles. D'un côté, il était sensuel, certains affirmant un plaisir à toucher, caresser le corps de l'animal. D'un autre côté, l'animal était dépersonnalisé (…), perdu dans une masse indifférenciée, dans un statut liminal, encore animal et déjà chose à manger, comme en témoignait l'expression québécoise de « charcutier » pour désigner les animaux à l'engraissage. » (Molinier, 2021a, p. 18)

sauvages et des professionnels qui œuvrent à leur conservation ?

Les rares études consacrées à ce sujet portent sur la place et le rôle que jouent le corps et les émotions dans le travail de production des connaissances scientifiques. Elles concernent donc spécifiquement le travail des scientifiques (biologistes et éthologues essentiellement) et la manière dont ils interagissent avec les espèces qu'ils étudient. Ainsi, comme l'a montré Vinciane Despret (2004, 2013), certains biologistes et éthologues – prenant le contrepied des canons scientifiques habituels (comme le fait de ne pas interférer avec les animaux, de garder une certaine distance et objectivité...) – assument pleinement le fait de communiquer avec les animaux qu'ils observent et d'éprouver certaines émotions à leur égard[87] (Strum, 1987 ; Smuts, 2008). Des récits font également état de la passion et des affects qui sont au fondement de certaines pratiques, comme le pistage et l'observation des animaux sauvages, dans le cas de l'éléphant par exemple (Moss, 1989) ou encore dans celui de l'ours (Camarra, 1996). Si ces récits, écrits à la première personne du singulier, donnent à voir la forte implication subjective des biologistes et des éthologues dans leur travail, le rapport particulier qu'ils entretiennent avec leur animal favori, ainsi que les émotions qui les traversent, ils laissent dans l'ombre la part collective du travail scientifique et les interactions avec les autres êtres humains (autres professionnels de la conservation, éleveurs, pouvoirs publics, etc.), voire certaines tâches ou obligations qui font pourtant partie intégrante de leur travail, comme le fait de devoir rendre compte – dans des

[87] Selon ces scientifiques, le corps et les émotions constituent plus des ressources que des obstacles dans le processus de production des connaissances.

formats variés et pour certains très spécifiques – de son activité.

Si ce chapitre entend éclairer spécifiquement ces dimensions, dans la mesure où elles font partie du « *care* environnemental », il vise aussi à expliciter le rapport subjectif que les professionnels de la conservation de la faune sauvage entretiennent à leur travail, d'où le recours à la psychodynamique du travail (Dejours, 1993).

Psychodynamique du travail et phénoménologie

Prenant appui à la fois sur la phénoménologie de Michel Henry (1965) – pour qui la subjectivité est une capacité à s'éprouver soi-même, dans son for intérieur – et sur la psychanalyse – qui braque, elle, le projecteur sur les forces de l'inconscient –, Dejours appréhende les liens entre la subjectivité et le travail dans une perspective clinique. Selon lui, si la subjectivité est avant tout structurée par la sexualité, comme l'a bien montré la psychanalyse, elle est également tout entière impliquée dans le rapport au travail. « Le travail, de ce fait, peut être pour la subjectivité une épreuve essentielle par laquelle la subjectivité se révèle à elle-même et peut en sortir accrue. Mais, si cette épreuve s'épuise dans une impasse, alors la subjectivité peut en sortir meurtrie. » (Dejours, 2013, p. 21) Cette épreuve dont parle l'auteur, c'est celle du *réel*, qui a deux volets : le « réel de l'inconscient », c'est-à-dire ce qui résiste à la volonté du sujet, mais aussi le « réel du travail » qui, lui, se fait connaître par sa résistance aux prescriptions et plus généralement à la maîtrise. Celui ou celle qui travaille éprouve donc toujours la résistance du monde sur un mode affectif. Mais la souffrance occasionnée par la rencontre avec le *réel* est dans le même temps un point de départ puisque le travailleur va rechercher « des moyens d'agir sur le monde, pour transformer cette souffrance en trouvant la voie pour surmonter la résistance du réel » (Dejours, 2001, p. 9). Pour ce faire, il lui faudra, d'une part, endurer cette souffrance, et, d'autre part, mobiliser son intelligence et sa personnalité tout entière. Ce qui fait dire à Dejours que « Travailler, ce n'est pas seulement produire, c'est mettre son corps à l'épreuve, avec une chance d'en revenir plus sensible qu'avant cette épreuve, donc d'accroître ses capacités d'éprouver du plaisir » (Dejours, 2013, p. 171 et 172). Pour la psychodynamique du travail, la transformation de la subjectivité *via* le travail est donc avant tout une expérience affective qui s'enracine dans le corps.

Une recherche réalisée sur les compétences des professionnels de la conservation de la faune sauvage nous a permis de documenter le rapport subjectif qu'ils entretiennent à leur travail – pris comme un tout et dans toute son épaisseur –, un travail qui, on le verra, est loin de se limiter à une activité de production de connaissances scientifiques et qui met à rude épreuve leur subjectivité. Pour ce faire, nous reviendrons sur un cas emblématique – celui de la protection de l'ours brun dans les Pyrénées françaises – et braquerons le projecteur sur le travail collectif réalisé par les agents qui œuvrent à la conservation de l'ours. Nous déroulerons notre propos en trois temps. Tout d'abord, nous présenterons notre terrain et notre méthodologie. Puis, nous documenterons le travail de ces agents en éclairant trois volets de leur activité : les modalités de suivi de l'ours (« télémétrique » et « patrimoniale ») ; le fait de devoir rendre compte de son travail ; et les relations (délicates) avec le monde de l'élevage. Enfin, nous mettrons en perspective nos descriptions et nos analyses.

Sur les pas des hommes qui ont vu l'ours

Rares sont celles et ceux qui peuvent se vanter d'avoir entre-aperçu l'ours brun pyrénéen dans son milieu naturel. Après avoir frôlé l'extinction au début des années 1990, sa population a été modestement renforcée et compte aujourd'hui quelques dizaines d'ours, un effectif parmi les plus faibles d'Europe éparpillé sur un vaste territoire[88]. Et si son charisme a fait de lui un emblème, c'est un animal aux mœurs particulièrement discrètes qui évite autant que

[88] Selon l'Office français de la biodiversité (OFB), la population comptait 76 animaux à la sortie de l'hibernation (en 2023), répartis sur une aire de 5700 kilomètres carrés.

possible de côtoyer les humains. Pourtant, peu d'animaux du bestiaire français ont autant fait parler d'eux ces dernières décennies. Nombreux sont les scientifiques, les militants de tous bords, ou encore les élus, qui se sont en effet publiquement interrogés ou ont pris position par rapport à sa présence en France et au projet de le conserver. Il faut dire qu'à la faveur de l'obscurité et de l'inattention des humains, cet omnivore opportuniste est susceptible de s'en prendre aux troupeaux domestiques non gardés et d'y faire des dégâts que le monde de l'élevage se refuse à tolérer. Ces dégâts engendrent des conflits entre partisans et opposants au prédateur qui occupent le devant de la scène médiatique et scientifique (Mermet, 1998, 2001, 2002 ; Benhammou et Mermet, 2003 ; Mermet et Benhammou, 2005), reléguant dans l'ombre les récits et les pratiques des quelques personnes qui ont la chance de l'apercevoir une à deux fois l'an.

Parmi elles, nous sommes allés à la rencontre d'un cercle très restreint d'individus dont le métier est justement de suivre l'ours. Créée en 1996, au moment du renforcement de la population ursine, l'Equipe technique ours (ETO) de l'Office national de la chasse et de la faune sauvage (ONCFS) est un collectif multi-partenarial mandaté par l'État pour réaliser le suivi technique et scientifique des ours dans les Pyrénées, et contribuer à améliorer la cohabitation entre ce prédateur et les autres usagers du territoire. Nous avons mené une recherche de type ethnographique visant à décrire et analyser le travail de ces professionnels, tout en étant particulièrement attentifs au sens qu'ils donnaient à leur activité et à leur vécu au travail. L'enquête de terrain s'est déroulée en deux phases. Une première phase, exploratoire, a permis de réaliser une série d'entretiens compréhensifs (formels et informels) avec des membres de l'ETO (en décembre 2008). Dans une seconde phase (en mai 2010), nous avons pu partager le quotidien de cette équipe exclusivement masculine, observer et expérimenter leurs pratiques de terrain, nous entretenir de manière informelle avec les agents, et recueillir un certain nombre de traces écrites (rapports d'activité, synthèses, publications scientifiques, etc.). L'objectif de cette enquête était de déterminer comment les membres de l'ETO collaborent pour construire une action collective qui témoigne des enjeux hétérogènes et imbriqués de la conservation « en action ». A une échelle plus individuelle, nous avons voulu faire le point sur les défis qu'ils relèvent quotidiennement et sur leurs compétences réelles, relativement méconnues et éloignées des missions définies dans les projets et des « savoir-faire » acquis lors de la formation[89].

Les missions de l'ETO sont le résultat d'une histoire longue inscrite dans un territoire : celle du lent déclin de l'ours dans les Pyrénées d'abord ; puis celle de son retour récent et des projets qui l'ont permis et accompagné. Le projet de réintroduction des ours d'origine slovène est le résultat d'une négociation entre des élus locaux, le monde de la chasse et celui de la gestion de la nature et de la forêt. L'ETO, à l'image de ce processus, est une émanation de l'administration publique impliquant des représentants des différents usages du territoire. Aux côtés des ingénieurs salariés de l'ONCFS travaillent des techniciens des fédérations de chasse, des agents de l'ONF (Office national des forêts) et des techniciens pastoraux. Cette équipe est

[89] Ce travail a notamment donné lieu à deux publications (Denayer et Collard, 2014 ; Denayer et *al.*, 2016) mettant en avant une proposition de typologie plus générale de ces compétences habituellement séparées de la conservation (à savoir les dimensions humaine, technique et scientifique).

organisée en deux pôles aux missions distinctes sur le papier mais indéniablement liées dans leurs mises en œuvre : le pôle « suivi » et le pôle « pastoral ».

Le premier élabore des protocoles de suivi de l'ours mobilisant principalement deux techniques : l'une dite « télémétrique » et l'autre dite « patrimoniale ». La première se pratique sur des ours préalablement équipés de colliers ou d'implants émetteurs. En fonction du type d'émetteur, il est alors possible de produire des données sur la localisation des animaux grâce à des antennes réceptrices ou *via* le système GPS. Cette modalité de suivi permet de collecter un grand nombre de données, mais de manière limitée dans le temps et exclusivement sur les ours équipés, c'est-à-dire une minorité d'individus. Le suivi patrimonial consiste, lui, à récolter sur le terrain les indices de présence des ours pour en déduire leur localisation et leurs déplacements. L'entreprise est cependant loin d'être aisée. Elle implique en effet une connaissance poussée du territoire, un coup d'œil aguerri pour repérer les indices et une grande endurance physique. Les données récoltées sont moins nombreuses, mais l'immersion dans le terrain crée une autre forme de proximité à l'animal. Cette seconde modalité de suivi a été mise en place au début des années 1980, bien avant les opérations de réintroduction. C'est ainsi qu'au moment de sa création, l'ETO s'est vue confier l'animation d'un réseau de plusieurs dizaines d'observateurs : le « réseau ours brun ». Le pôle « suivi » de l'ETO est également impliqué dans la construction et la mise en œuvre d'une expertise appliquée à l'identification des dégâts d'ours sur les troupeaux domestiques, dans une perspective d'apaisement et d'accompagnement du monde de l'élevage confronté à la présence du plantigrade. Cette mission délicate met en relation experts et professionnels de l'élevage autour des situations de dégâts et contribue autant à la production de données sur le comportement des ours qu'à fournir une compensation aux victimes du prédateur. Le travail de « *care* environnemental » consiste donc ici non seulement à « prendre soin » de l'ours brun, mais aussi des éleveurs qui peuvent être mis en difficulté dans leur travail du fait de la présence du plantigrade dans les Pyrénées.

Le second pôle de l'ETO, dit « pastoral », est quant à lui formé de techniciens pastoraux (bergers itinérants) présents durant la période d'estive et de deux animateurs « chiens patous » (une race pyrénéenne de chien de berger). Il apporte lui aussi un soutien au monde de l'élevage confronté à la présence de l'ours, mais de manière préventive cette fois, sous la forme d'un appui technique pour la mise en place de mesures de protection des troupeaux et des ruchers. L'instrument télémétrique mis en place pour le suivi scientifique des ours réintroduits est ici détourné de sa première utilité et mobilisé par les bergers de l'ETO pour anticiper de possibles dégâts.

Humains, ours, chiens patous, brebis… les plus techniques des missions de l'ETO sont « habitées » par une multitude de vivants loin d'être passifs, qui suivent leurs propres « projets ». Comment ce « réel » chargé d'histoires, animé, récalcitrant, résiste-t-il à ces acteurs ? Nous allons nous focaliser sur trois types d'activités qui, mises à l'épreuve sur le terrain, engagent et transforment ces travailleurs dans leurs compétences et dans leurs manières d'envisager leur métier : tout d'abord, les pratiques de suivi en tant que telles, largement soumises à la récalcitrance des ours ; ensuite, la communication autour du projet, miroir déformant et outil à double tranchant ; enfin, les mesures de cohabitation, éprouvées au contact du monde de l'élevage. Un « travail vivant » qui émerge de la confrontation à des vivants et transforme ces professionnels, leurs pratiques, leurs manières d'envisager et de rendre compte de leur métier.

Passions sensibles et cognitives

Si la fascination que suscite l'ours brun ne se limite pas au massif pyrénéen, il occupe néanmoins une place toute spécifique dans l'histoire et l'identité de ce territoire, le dernier qu'il occupe en France. Il marque en effet de son empreinte la toponymie pyrénéenne ainsi que de nombreuses traditions locales encore vivaces. Il a contribué à modeler les pratiques d'élevage traditionnelles et marqué des générations de chasseurs. La présence fascinante de l'ours dans les Pyrénées s'enracine dans des lieux familiers et dans des histoires récentes. C'est dans ce contexte chargé d'histoire(s) que les agents de l'ETO déploient leur action. Nous nous focaliserons plus particulièrement sur l'action initiée par les membres du pôle suivi.

Bien que n'exerçant pas à l'origine le même métier, puisque rattachés à des structures différentes, les membres du pôle suivi partagent une même passion pour l'ours. Une passion que certains ont reçu « en héritage » : « L'ours c'est mythique, mon grand-père il a participé à des battues à l'ours. Et après ça, toi, presque cinquante ans après, t'es derrière l'ours, mais pas pour les mêmes raisons... » (technicien d'une fédération de chasse, membre de l'ETO). Pour d'autres, elle s'est révélée plus tardivement, durant leurs études par exemple. Une passion entretenue par le fait d'œuvrer à la conservation de l'ours et de partager certaines pratiques avec d'autres passionnés du plantigrade (dans le cadre du « réseau ours brun » notamment), comme le suivi patrimonial qui consiste à récolter tous les indices de présence et d'activité des ours[90]. Une passion qui, *in fine*, sollicite très fortement leur imaginaire, comme le raconte ce biologiste de l'ETO : « On est sans arrêt en train d'interpréter le terrain en même temps que le comportement de l'animal. Alors quand on a la chance de l'observer, on est aux anges. Comme des gosses ! Quand on trouve une trace, on commence par la relever, la mesurer, la noter... Puis, on regarde dans quelle direction il a pu aller, ce qu'il a pu faire. On finit par discuter des heures à partir d'une trace : quelle direction il a pris ? Peut-être qu'il va dans ce secteur ? Ah non, là il y a un col donc il passera de l'autre côté, c'est plus facile. On essaye de le comprendre quoi. Puis, quand en poursuivant nos recherches, on arrive à confirmer qu'il est bien passé par où on pensait qu'il irait, alors il y a une satisfaction énorme. »

Trouver une trace d'ours, puis arriver à anticiper le comportement de l'animal, génèrent d'autant plus de plaisir que, farouche et discret, l'ours est très rarement aperçu. La recherche d'indices requiert en effet de nombreuses heures de déambulation dans la montagne, des qualités physiques hors pair, et une excellente connaissance du terrain et de l'animal. Pour ceux qui le pistent, c'est un suivi au sens propre de ce terme : ils sont en permanence derrière lui, toujours en retard sur lui. Une situation d'autant plus frustrante que, la plupart du temps, ils rentrent bredouilles de leurs expéditions. L'échec n'entame cependant en rien leur détermination. Et, s'il en est ainsi, c'est parce que les agents sont véritablement « habités » par la quête de l'ours et qu'ils retirent du plaisir de cette activité de pistage : « Ce

[90] Les chasseurs sont en fait les premiers « naturalistes » de l'ours. Le suivi patrimonial s'inspire d'ailleurs directement des expériences des trappeurs et piégeurs d'ours Outre-Atlantique. Les observateurs « modernes » de l'ours miment donc la posture du pisteur engagé dans sa quête de l'ours.

qui m'intéresse, moi, c'est de prendre du plaisir. Moi ce que je veux c'est me faire plaisir. Dès qu'il y a des contraintes, ça me gonfle et je les fous de côté. (…) Là il a neigé, je sais où sont les ours, je vais aller voir si j'en vois pas un sortir de la tanière depuis le versant en face… » (technicien d'une fédération de chasse, membre de l'ETO).

Le caractère collectif du travail et le partage des émotions au sein de l'équipe jouent également un rôle clé pour expliquer la forte implication subjective de ces professionnels dans leur travail. Ainsi, les agents en charge du suivi télémétrique racontent qu'ils peuvent passer des nuits entières à le suivre, localisation après localisation, ayant chaque fois dix minutes de retard sur lui et faisant, entre chaque localisation, le pari de la direction que l'animal s'apprête à choisir. L'excitation et l'effervescence sont alors au rendez-vous. Être vraiment bon, être le meilleur, c'est parvenir à anticiper ses choix, les directions qu'il prend. L'objectif des acteurs du suivi est de parvenir à comprendre cet ours, à « se mettre dans sa tête »[91]. Une situation collective riche d'émotions et de sens qui sollicite et révèle les compétences des agents de la conservation. Des « compétences incorporées » (Leplat, 1995) qui ne s'expriment que dans l'action et en situation, et qui, en définitive, résistent à toute tentative d'explicitation[92]. Des compétences, patiemment construites et entretenues par la pratique, qui permettent cependant aux agents de surmonter le « réel du travail » et qui, par ailleurs, contiennent une

[91] Le biologiste responsable du suivi télémétrique évoque ainsi une forme de personnification de l'ours, passage obligé pour comprendre ses comportements fins et singuliers et produire ainsi des données scientifiques de qualité.

[92] Ces compétences proviennent, à l'origine, de changements qui sont ressentis par le corps, « des changements qui mobilisent la curiosité et guident la recherche de solutions » (Gernet et Dejours, 2009, p. 28).

promesse de reconnaissance, comme le souligne le biologiste responsable du pôle suivi de l'ETO : « Quand on arrive à faire une nuit correcte, à le suivre tout le temps, c'est qu'on a réussi à suivre tous ses déplacements et la cerise sur le gâteau c'est quand on se dit : il va passer par là et si on descend en voiture on devrait le croiser… Cela s'est déjà passé, puis au moment où on le voit passer devant les phares de la voiture, là, on se dit : ouais, là, on n'a pas été mauvais ! Là je me dis que les gars ont vraiment été bien intuitifs et qu'ils ont une bonne connaissance du comportement de l'animal. (…). Les techniciens qui ont ce *feeling* terrain, j'essaye après de leur tirer les vers du nez : pourquoi t'as fait ça ? Comment t'as fait ? »

Être capable de se mettre dans la peau de l'ours, tel est l'objectif de chacun, reconnu collectivement. Se mettre dans la peau de l'ours, c'est se sentir insaisissable, libre, majestueux, profondément pyrénéen et en même temps discret, mal compris et seul. Ceci d'ailleurs quel que soit le caractère technique ou la proximité au terrain induite par le type de suivi qui est pratiqué. Cette expérience vous transforme et se raconte difficilement ou mal. L'ours des Pyrénées n'est pas pour ces professionnels un personnage décrit dans un livre d'histoire ou un emblème naturaliste. C'est un partenaire aux multiples facettes, c'est une personnalité.

Des comptes rendus qui comptent

Dans le cadre de leur travail, les membres du pôle suivi sont amenés à interagir régulièrement avec les adeptes de la chasse et leurs fédérations, les pouvoirs publics, les administrations, les médias, la communauté scientifique, sans oublier le citoyen lambda (randonneurs, touristes, etc.). Autant de publics différents auxquels ils s'adressent et auprès desquels ils tentent de rendre compte de leur activité[93]. Autant de formats différents utilisés pour communiquer sur leur action. Cela va des brochures d'information à destination du grand public aux rapports d'activité annuels destinés à leur administration d'appartenance (qui présentent les objectifs, les méthodes et les résultats du suivi), en passant par la production de publications scientifiques puisque certains acteurs de la conservation portent une casquette de scientifique. Autant de supports écrits qui permettent d'objectiver leur travail et de valoriser leur action, mais dans une certaine mesure seulement. Par exemple, si les articles scientifiques permettent de mettre en valeur le travail des agents de l'ETO, ils n'ont que peu d'impact sur le projet de conservation lui-même. Dans la comparaison, ils peuvent même avoir un impact social beaucoup moins fort qu'une photo d'ours par exemple. C'est ce que souligne un biologiste membre de l'ETO, par ailleurs responsable du « réseau ours brun » : « Si on ne montre pas l'objet de nos recherches auprès des locaux, on passe pour des glands ! (…). Une fois, j'ai fait une photo de l'ourse Canelle avec son ourson. Une très belle photo qui a fait le tour de l'Europe. J'ai été très surpris. C'était en plein conflit après les réserves qui avaient été installées ici. Et j'ai eu la paix pendant deux ans. Je n'étais plus un gland ! Et puis j'avais un certain crédit dans les réunions où, par exemple, on doit donner son avis sur les constructions de routes. (…). On va faire un article dans *Nature*, ça aura beaucoup moins

[93] La diversité des publics et des messages pose d'ailleurs un défi permanent, dans la mesure où on ne peut pas communiquer sans enrichir ou, au contraire, sans appauvrir la réalité. Il y a, de ce fait, dans leurs propos, des silences, parfois des contradictions que les opposants au projet de conservation de l'ours ne manquent pas de souligner et d'exploiter…

d'impact au niveau des gars ici que de faire des belles photos automatiques, de montrer ses résultats… »

Surtout, les écrits scientifiques effacent le caractère singulier de la production de connaissances, à savoir les relations aux humains et aux animaux dans lesquelles elle prend place, mais également les difficultés rencontrées dans le travail et les efforts fournis. Autant de dimensions qui caractérisent pourtant le « travail vivant » (au sens où l'entend Marx[94]) des acteurs de la conservation. Par ailleurs, ils hésitent eux-mêmes à dévoiler certains aspects de leur travail. Ainsi, ils se montrent plutôt sélectifs sur les éléments à propos desquels ils estiment pouvoir communiquer, notamment les données de localisation des ours. S'il s'agit de montrer de diverses manières que le travail de suivi porte ses fruits, que les ours sont localisés régulièrement, que leurs déambulations sont surveillées, pour autant il est hors de question de désigner la localisation exacte des tanières et autres sites de fréquentation régulière du plantigrade, au risque de voir certaines personnes s'en prendre aux ours. Il faut dire que l'ours n'est pas un projet de conservation tout à fait comme les autres : de par son caractère symbolique fort, sa physionomie ou encore son comportement, il attire l'attention du plus grand nombre et cristallise les tensions. Les professionnels de la conservation doivent travailler cette spécificité et faire passer leurs propres messages dans la cacophonie qui entoure leur action. En termes de publics, les chasseurs sont évidemment particulièrement « visés » : les accidents de chasse ont en effet été la source de trop nombreuses pertes au sein de la population ursine. Pour les informer sur les

---

[94] Un « travail vivant » qui, selon Thomas Périlleux (2005, p. 122), « procède d'un engagement subjectif irréductible à toute autre réalité que lui-même ».

zones de présence des ours, un répondeur téléphonique livre régulièrement des données de localisation. Plus largement, la communication informelle et spontanée prend une place très importante. Dans les villages, sur le terrain, au détour d'un sentier, ou au cours d'une réunion, les acteurs de la conservation sont sans cesse amenés à communiquer sur le projet, mais également à entendre ce que d'autres ont à en dire. Un travail relationnel qui s'avère incontournable mais qui est cependant difficile à objectiver et donc à valoriser, comme le mentionne un membre de l'ETO, à l'origine technicien d'une fédération de chasse : « Mon rôle est vraiment technique : suivi télémétrique et suivi en général. Le truc en plus c'est le relationnel avec les locaux, notamment avec les chasseurs. En étant du coin, chasseur par l'intermédiaire de la fédé, et en connaissant les types, c'est vrai que c'est plus facile. (...). Mais c'est toujours difficile de faire valoir le fait que t'as pris la bagnole et que t'as tourné pendant douze heures, que t'es allé manger avec untel... Ce n'est pas effectivement considéré comme du travail. (...). Quand tu fais tes bilans et que tu présentes ça au conseil d'administration, ils disent que ça ne va pas. Alors que c'est quand même ça qui fait que ça fonctionne. Mais eux ils ont des œillères. L'aspect social, il n'est pas assez mis en valeur et je pense que c'est un problème. »

Mais comment, dans le même temps, évaluer et reconnaître ce type d'activité, d'autant plus que ce travail relationnel est par nature éphémère, discontinu et qu'il ne laisse finalement pas de trace ? Et, plus largement, comment rendre compte des différentes dimensions de l'activité des agents chargés de la protection de l'ours brun, dans la mesure où elles sont enchevêtrées les unes avec les autres et où elles entrent parfois en tension ? Rendre compte se limite rarement à relater des faits. En réalité, cela consiste à définir ce qui importe et pour qui. Une tâche d'autant plus délicate pour les acteurs de la conservation de l'ours brun, vu la multiplicité des publics auxquels ils s'adressent. Tenir compte de ce qu'ils identifient comme des malentendus, des informations qu'ils réclament, de celles qu'ils contestent, c'est entrer dans une relation qui met en question leurs missions et leur travail. Ce sont pourtant ces éléments difficiles à expliciter qui révèlent le caractère transformatif – pour leur travail et leur subjectivité – de leur confrontation aux autres personnes (en particulier aux éleveurs). Un membre de l'ETO résume la situation en ces termes : « Si on en sait beaucoup, ça veut dire qu'on a une maîtrise dessus. Et donc les gens pensent que si on n'a pas la maîtrise, c'est parce qu'on ne veut pas l'avoir. Mais en fait, on sait, nous, qu'on ne peut pas avoir la maîtrise sur ces ours. Quand il va attaquer, il va où il veut. Un ours qui attaque ici, on va l'effaroucher, on a la maîtrise sur lui pendant une demi-heure. Mais après il s'en va, il change de vallée, et puis dans la même nuit il s'en va sur un autre troupeau, mais nous on ne peut pas le suivre en permanence parce qu'il va plus vite que nous. On est perdants. Et les gens ne comprennent pas. C'est pour ça que le suivi radio-télémétrique on ne le fait pas de manière systématique. On ne veut pas. »

Il importe cependant pour les acteurs de terrain que leur travail soit reconnu, en témoigne leur volonté de faire savoir ce qui importe pour eux (cf. l'abondante littérature grise et les autobiographies) et pas seulement ce qui est attendu.

Souffrances expertes

Les acteurs de la conservation de l'ours brun entretiennent des relations régulières avec le monde de l'élevage. C'est le cas évidemment des techniciens pastoraux (bergers itinérants) et des deux animateurs « chiens patous » du pôle pastoral dont l'action est entièrement tournée vers le soutien aux éleveurs. Ainsi, le retour de l'ours dans les Pyrénées a signifié également la reconnaissance d'un autre patrimoine de ce territoire : le savoir-faire des bergers qui, en l'absence de prédateurs, n'avaient en certaines zones du massif, plus de raison d'être. Pour autant, il ne s'agit pas d'un retour en arrière, comme en témoignent les nombreux efforts pour moderniser les pratiques de gardiennage. Le berger d'aujourd'hui n'est plus le même, d'où ce processus d'hybridation troublant qui voit les bergers itinérants de l'ETO utiliser les colliers et antennes télémétriques pour repérer les estives « à risques ».

Les membres du pôle suivi sont eux aussi confrontés au monde de l'élevage. Ils ont en effet hérité de la tâche de développer une expertise appliquée à l'identification des dégâts d'ours sur les troupeaux domestiques. Pour ces derniers, le défi est double : technique et relationnel. Technique, dans la mesure où ils ont la responsabilité de produire un avis « scientifique » sur les dégâts, sur la base duquel l'administration prend la décision d'indemniser ou pas. Pour ce faire, ils doivent remplir une grille qui contient une liste d'indices, inspirée du protocole d'expertise utilisé dans les Alpes pour analyser les dégâts éventuellement imputables au loup. Les indices de présence de l'ours mobilisés dans le cadre du suivi y sont également pris en compte. La démarche se veut à la fois rigoureuse et « neutre », transparente et « objective ». Cependant, l'avis « scientifique » qu'ils doivent rendre, ainsi que l'éventuelle procédure d'indemnisation qui s'ensuit, forment un dispositif objectivement violent[95]. Vis-à-vis du monde de l'élevage tout d'abord, dans la mesure où, même si

[95] Il s'agit là d'une forme de « violence symbolique » au sens où l'entend Pierre Bourdieu.

l'éleveur obtient une compensation financière pour le manque à gagner (dans le meilleur des cas), celle-ci est loin de couvrir l'ensemble du préjudice subi, la souffrance étant avant tout morale et éthique[96]. Vis-à-vis des agents de l'ETO ensuite, qui sont enrôlés (à leur corps défendant) dans ce dispositif et qui font figure de « bras armé » de l'administration. De ce fait, ils sont pris dans des rapports de force et dans des jeux de pouvoir complexes, à la fois « dominés » (vis-à-vis de l'administration) et « dominants » (vis-à-vis du monde de l'élevage) puisqu'ils doivent émettre un avis qui va conditionner dans une grande mesure l'indemnisation et son montant. Une situation qui engendre inévitablement chez eux un certain malaise et une souffrance. Dans la mesure où on les met dans une situation difficilement tenable, leur mission pacificatrice vis-à-vis du monde de l'élevage s'avère extrêmement délicate.

Sur le plan pratique, au-delà de la difficulté technique de la tâche, le défi principal auquel sont confrontés les agents est avant tout relationnel puisqu'ils ont la plupart du temps affaire à des personnes en colère, désorientées et en détresse. Autant de situations difficiles et délicates à gérer qui ont des répercussions fortes sur le plan affectif, la souffrance des éleveurs faisant naître une souffrance chez les agents, un sentiment d'impuissance et des doutes.

« Le vrai problème c'est avec le monde agricole quand il y a des dégâts. J'ai été exposé aux dégâts d'ours une seule fois pour l'instant cette année. Mais bon, quand tu te pointes à deux et qu'il y a huit types remontés comme pas possible et qui te menacent de mort ça fait cogiter. Tout ça parce qu'il y a un malaise chez eux dans l'élevage, et que l'ours,

---

[96] Elle renvoie en effet à la déontologie qui est celle de leur métier (Porcher, 2002b, 2011) et ne peut pas être réduite à la seule dimension économique.

en fait, est un exutoire… » (technicien du pôle suivi de l'ETO)

« Il faut avoir une grande capacité d'écoute. Quand les éleveurs viennent nous incendier, il faut savoir garder son calme, la maîtrise de soi. Parce qu'on représente toujours un peu l'administration, donc on est toujours les premières cibles. (…). Mais comment gérer une situation de crise quand un éleveur pleure parce qu'une grosse partie de son troupeau a déroché parce qu'un ours est passé à côté, qu'il se plaint qu'il va perdre son boulot ? On ne sait pas trop comment gérer ça. Souvent je me dis qu'on nous fait jouer un rôle de psychologue, à nous, les biologistes. Comme on est en contact en permanence avec eux, dès qu'ils ont un problème, des soucis, ou autres, ils viennent nous le dire. Des choses qui sont de l'ordre du sentiment et de l'émotionnel. (…). Quand t'as une formation de biologiste t'es pas forcément apte à résoudre ces problèmes. » (biologiste, responsable du pôle suivi de l'ETO)

Ainsi, le « réel du travail » des agents du pôle suivi de l'ETO n'est pas seulement incarné par l'ours – animal sauvage sur lequel ils ont peu de prise et qui finalement leur échappe –, mais prend également le visage de l'éleveur en souffrance, dont l'activité est menacée sur le plan économique et dont la souffrance morale fait l'objet d'un véritable déni. Sur ce réel-là, il y a encore moins de prise, les seules mesures d'apaisement un tant soit peu « efficaces » à court terme étant, d'une part, la mobilisation des ressources et compétences rattachées au pôle pastoral, et, d'autre part, le fait d'adopter une posture d'« écoute risquée ». Cette écoute particulière – qui implique le risque d'entendre et de comprendre – est fondamentalement antinomique avec la position de l'expert. Comme le souligne en effet Dejours (2003, p. 69), « c'est celle qui consiste à écouter des gens parler de choses que je ne connais pas moi-même. Je dois donc d'abord reconnaître que je ne suis pas un expert, renoncer à la position d'expert pour écouter. » Une situation d'autant plus paradoxale pour les agents de la conservation dont le mandat initial est de réaliser des expertises, mais qui en viennent, au contact des individus en détresse, à développer de nouveaux registres de la sensibilité. L'empathie que ces agents peuvent éprouver vis-à-vis des éleveurs, la compréhension « de l'intérieur » de leurs difficultés sur le plan économique, mais aussi sur le plan moral – les éleveurs sont en effet viscéralement attachés à leurs bêtes –, sont autant d'éléments qui viennent bousculer la vision du monde des agents de la conservation. Dans le même temps, les éleveurs, meilleurs ennemis de l'ours, deviennent les partenaires bien malgré eux des acteurs du projet de conservation. Ces derniers découvrent à leur contact la souffrance que l'ours peut engendrer et l'hostilité qu'il est capable d'inspirer. Une souffrance et une hostilité qu'ils doivent apprendre à « gérer », tant bien que mal, et qui induisent en retour, chez les agents de l'ETO, une souffrance au travail qui a des fondements à la fois psychoaffectifs et éthiques[97].

Synthèse et mise en perspective

Les missions officielles des acteurs de la conservation de la faune sauvage sont définies de manière très générale et fondées sur un certain nombre de « mythes rationnels »

[97] Si la souffrance des agents de l'ETO est assez palpable – les *verbatims* recueillis auprès de ces acteurs en témoignent –, notre enquête ethnographique et la démarche adoptée (pragmatique et descriptive) n'ont cependant pas permis d'expliciter les éventuelles stratégies de défense, tant individuelles que collectives, mises en place par les agents pour conjurer cette souffrance au travail.

(Hatchuel, 1998) : l'existence d'un « bien commun », le patrimoine naturel de tous les montagnards, représenté par la biodiversité en général et l'ours en particulier ; les vertus d'une communication transparente présentée comme un objectif réaliste et souhaitable ; la naturalité et le caractère sauvage d'ours pourtant réintroduits dans le massif et équipés de colliers émetteurs ; le caractère objectif de la science et des pratiques des scientifiques de terrain. Notre enquête montre cependant que nous ne sommes pas face à des agents-types neutres et objectifs agissant de manière prédéterminée face à un monde prévisible. Chaque acteur évolue sur une trajectoire propre, singulière et mobilise son histoire, ses pratiques, ses passions comme autant de ressources pour mener à bien son travail. Les ours, les adeptes de la chasse, le monde de l'élevage, comme chacun de leurs autres interlocuteurs, agissent de façon tout aussi singulière et souvent surprenante, ne cessent de malmener leurs plans. Confrontés à ces réalités de terrain, les acteurs de la conservation eux-mêmes en viennent à ressentir des sentiments ambigus : une forme de souffrance lorsqu'ils se sentent démunis face à une situation imprévue ou lorsqu'ils sont personnellement mis en cause ou interpellés, mais également un certain plaisir à laisser le réel infléchir leurs pratiques et à se montrer capables de « se dépasser » pour s'efforcer d'entrer tantôt dans la peau de l'ours, tantôt dans celle de l'éleveur ou du chasseur. Ce ressenti ambivalent ne manque pas de leur poser question : suis-je légitime pour faire cela ? Cela relève-t-il de mon travail, de ma compétence ? Comment valoriser mon expérience de terrain ?

Ainsi, s'agissant du travail réel, au-delà des résistances provenant du monde réel et des pratiques réflexives qu'elles engendrent, se pose inévitablement la question de la reconnaissance de ce travail. Dans le cas qui nous occupe, le processus de reconnaissance du professionnel de la faune sauvage mobilise au moins trois types d'acteurs : ceux qui partagent ses pratiques (les collègues), les « partenaires » (consentants ou non) et ceux à qui ils doivent rendre des comptes (« l'administration »). Avec les premiers, le praticien partage ses hésitations sur les bonnes manières de faire, mais également ses satisfactions et ses doutes : ils se comprennent car ils partagent les mêmes goûts, les mêmes défis, les mêmes constats, les mêmes connaissances, les mêmes savoir-faire. Autrement dit, les acteurs sont reconnus par leurs pairs parce qu'ils cultivent les mêmes « attachements » (Hennion, 2009). Un constat qui rejoint, à bien des égards, celui de la psychodynamique du travail, qui place le jugement des pairs sur le travail accompli au cœur de la psychodynamique de la reconnaissance (Dejours, 1995).

Le travail des agents de la conservation est également « reconnu » par le monde de l'élevage[98] et les locaux (ex : les professionnels du tourisme, les associations pro-ours, etc.), même si tous n'adhèrent pas au projet de conservation de l'ours brun dans les Pyrénées. Ces derniers offrent aux acteurs du projet un regard confrontant qui les questionne et les conforte dans le constat de l'ambiguïté inhérente à la définition de certaines de leurs missions : trop lisses, trop univoques, trop générales.

Au-delà se pose la question de la reconnaissance de leur travail et de leurs compétences par les institutions.

---

[98] Cette reconnaissance *a minima* de leur travail par les éleveurs, notamment en cas de dommages aux troupeaux, est malgré tout ambivalente et ne peut se comprendre qu'à la lumière de la situation dans laquelle ces professionnels se trouvent placés, puisqu'ils sont en quelque sorte contraints d'accepter les « règles du jeu » fixées par l'administration (en l'occurrence l'existence d'un dispositif fondé sur l'expertise et l'indemnisation).

Comment, par exemple, faire admettre que les dimensions habituellement séparées de leur activité entretiennent des liens forts ? Les acteurs que nous avons rencontrés affirment que leurs interlocuteurs directs dans l'administration les reconnaissent officieusement comme « l'œil du terrain » compétent pour rendre compte aussi bien des dimensions technique et scientifique du projet que du climat social qui l'entoure. Quelle est l'ambiance sur le terrain ? Qui sont les acteurs favorables à la conservation du plantigrade et qui sont *a contrario* ses opposants ? Comment la situation évolue-t-elle ? Autant de questions qui intéressent en effet l'administration et les responsables politiques (ces questions ne sont d'ailleurs pas déconnectées des aspects scientifiques du projet de conservation). Cette situation est à double tranchant pour les agents. D'un côté, on peut y voir une forme de reconnaissance institutionnelle de leur expertise sociale et du bien-fondé de leur mission pacificatrice (auprès notamment du monde du pastoralisme et de celui de la chasse). De l'autre, on leur demande implicitement de jouer un rôle d'informateur qui est tout sauf neutre, dans la mesure où le projet de conservation de l'ours brun dans les Pyrénées françaises a une dimension politique indéniable : il s'inscrit en effet dans des rapports de force qui dépassent très largement les agents eux-mêmes, mais dans lesquels ils sont pris bien malgré eux. Cette situation ne va pas pour autant jusqu'à une redéfinition des missions de ces professionnels. Cela n'est d'ailleurs peut-être pas souhaitable, dans la mesure où tout ne peut pas être dit et dévoilé au grand jour. Cela pourrait en effet porter atteinte à la légitimité de ces professionnels et, au-delà, au projet de conservation lui-même.

Les projets de conservation de la faune sauvage, comme celui de la protection de l'ours brun dans les Pyrénées françaises, constituent donc des projets complexes qui comportent de multiples enjeux officiels et officieux, affichés et cachés. Cette situation ne manque évidemment pas d'avoir des répercussions sur le travail réel des professionnels de la conservation et sur le rapport qu'ils entretiennent à leur travail. Le travail de conservation de la faune sauvage – qui convoque la subjectivité tout entière, comme nous avons tenté de le montrer dans le cas de la protection de l'ours – est jalonné d'obstacles, de difficultés, d'ambiguïtés et d'incertitudes de toutes sortes qui font que ce travail est loin de se résumer à un travail avec et/ou sur les animaux et à une confrontation avec du vivant animal. En effet, dans la mesure où les animaux sauvages protégés mettent en relation les êtres humains entre eux – en grande partie parce que leur présence vient directement impacter l'activité de certains acteurs locaux[99] (ex : chasseurs, éleveurs, professionnels du tourisme, etc.) –, le travail de « *care* environnemental » déployé par les agents de la conservation consiste aussi à gérer des relations humaines (parfois conflictuelles), à communiquer à bon escient sur le projet de conservation et à essayer de bâtir des compromis. Autant de défis qui nécessitent que ces professionnels développent, en situation et dans l'action, de nouvelles compétences et, au-delà, de nouveaux registres de la sensibilité.

[99] Ces acteurs n'ont néanmoins ni les mêmes intérêts ni les mêmes visions.

CHAPITRE V

Thématiques et questions en lien avec la fabrique du *care*

Dans ce dernier chapitre, nous tirerons trois fils en lien avec les terrains que nous avons explorés : celui des affects et des émotions convoqués dans le travail de *care* tout d'abord ; celui du genre ensuite ; celui des compétences déployées dans les situations de *care* enfin.

Le volet affectif et émotionnel du travail de *care*

Les affects et les émotions sont au cœur du travail de *care*, comme nous avons pu le montrer à partir de nos différents terrains[100]. C'est vrai dans le cadre des soins dispensés auprès des patients âgés accueillis en institution gériatrique, dans le cas de l'accompagnement des personnes en exil, dans celui de l'aide à l'insertion professionnelle des jeunes diplômés, mais aussi dans le domaine de la conservation de la faune sauvage.

Dans le chapitre 1, consacré au *care* en milieu gériatrique, nous avons mis l'accent sur la dimension relationnelle et émotionnelle du travail de soin et avons

---

[100] Dans cet ouvrage, nous avons pris le parti, à l'instar d'Aurélie Jeantet (2017), de ne pas vraiment distinguer affects et émotions et de ne pas les définir précisément. Il s'agit néanmoins de notions qui ne renvoient ni aux mêmes univers théoriques ni aux mêmes disciplines. La sociologie, par exemple, parle plutôt d'« émotions » (Arlie Hochschild (1983) va jusqu'à parler de « travail émotionnel » pour désigner la nécessaire gestion de ses émotions et de celles d'autrui dans certains métiers à forte composante relationnelle) ou encore de « sentiments » (à l'image d'Eva Illouz (2006) dans *Les sentiments du capitalisme*). La psychodynamique du travail, elle, parle d'« affects » pour désigner certains états, comme la souffrance ou le plaisir, qui passent nécessairement par le corps pulsionnel (Dejours, 2013, 2018).

montré que même la réalisation des tâches les plus techniques passait par un travail relationnel et émotionnel *avec et sur* le patient. Personnaliser la relation, créer une certaine proximité, jouer la carte de la complicité – en utilisant par exemple le registre de l'humour ou en empruntant la voie de la séduction – constituent autant de stratégies relationnelles pour délivrer le « bon » *care* (au sens où l'entend Tronto) et susciter chez le patient un certain nombre d'émotions (lui arracher un sourire, le faire rire, ou encore calmer son anxiété, peuvent constituer des buts en soi pour les soignants). Ici, les émotions sont utilisées à des fins stratégiques et constituent une force motrice. Elles sont donc des « outils de travail », pour reprendre une idée chère à Aurélie Jeantet (2017), qui rappelle que « ceux qui s'intéressent de près à l'activité, dans le sens du travail réel, ne manquent ainsi pas de constater le rôle essentiel des émotions comme moyen de mener à bien, et même de mener au mieux les tâches confiées » (Jeantet, 2017, p. 106). C'est très vrai dans le travail de *care*, notamment quand les soignants sont en position de maîtrise (cf. les prises en charge de Monsieur B et Monsieur D). Mais il n'en est pas toujours ainsi, notamment dans certaines situations difficiles et complexes dans lesquelles les soignants peinent à atteindre leur but, voire échouent (cf. la prise en charge de Madame D). Ils sont alors déstabilisés, car assaillis par tout un ensemble d'affects – comme la perplexité, le doute, la peur, le sentiment d'impuissance, etc. – qui les mettent à rude épreuve. La souffrance et les défenses sont alors au rendez-vous, pour le meilleur ou pour le pire. Pour le meilleur quand ils arrivent malgré tout à surmonter collectivement les résistances qui viennent du réel (donc à coopérer) et à réaliser un travail de qualité. Pour le pire lorsqu'ils en viennent à cultiver une certaine indifférence au sort d'autrui et quand les objectifs qu'ils se fixent contribuent à détériorer la qualité de la prise en charge des patients – comme dans le cas de ce groupe d'aides-soignants dont nous avons parlé dans le premier chapitre qui privilégiait la vitesse d'exécution dans la délivrance des repas au détriment de l'accompagnement des personnes en perte d'autonomie et/ou en fin de vie.

Les affects et les émotions sont également au centre du récit de Cédric Herrou (2020) relaté dans le chapitre 2 : le malaise, la perplexité, la peur, la méfiance, l'indignation, le dégoût et la honte côtoient en effet la colère, la compassion, la fierté et l'espoir. Autant d'affects et d'émotions qui, loin de le paralyser, le mettent en mouvement, le poussent à agir et à s'engager avec d'autres acteurs dans une action de *care* à destination des personnes en exil. Ces affects et ces émotions constituent à la fois le moteur et le carburant de l'engagement de Cédric Herrou. Néanmoins, l'action de *car* dans laquelle il s'engage n'est pas sans risque, loin de là, puisqu'elle l'amène à prendre des risques considérables et à en payer le prix : onze gardes à vue, cinq perquisitions à son domicile, plusieurs procès, des lettres d'insultes et des menaces de mort, une exposition médiatique permanente, un sommeil perturbé et une vie personnelle totalement chamboulée...

Les affects et les émotions sont également très présents dans le cas du parrainage visant à l'insertion professionnelle des jeunes diplômés de condition sociale modeste. Non seulement parce qu'ils circulent entre les parrains et leurs filleuls[101], mais aussi parce que l'association qui orchestre

[101] L'étonnement, la fierté, le sentiment d'être utile à quelqu'un, le plaisir retiré d'une relation enrichissante, l'impression d'œuvrer à une cause noble et de réparer une injustice sociale constituent, pour les parrains et les marraines, autant d'émotions positives qui motivent leur engagement.

ces actions, dont nous avons parlées dans le chapitre 3, cherche en permanence à créer des émotions pour susciter de l'engagement, tant du côté des parrains et des marraines que du côté des jeunes. L'enjeu de cette fabrique des émotions est double : d'une part, il s'agit de retenir l'attention des cadres des entreprises partenaires (qui constituent un vivier) pour recruter de futurs bénévoles, tout en fidélisant les parrains et marraines actuels ; d'autre part, il s'agit d'attirer des jeunes diplômés de condition sociale modeste dans le dispositif afin de nourrir le parrainage et conforter la raison d'être de l'association. Cette fabrique de l'émotion passe essentiellement par le fait de créer des événements fédérateurs afin de réunir les acteurs concernés dans un même lieu, lors d'événements festifs (qui peuvent se dérouler dans des lieux prestigieux) ou de rencontres ciblées (« bilans de parrainage », « clubs de jeunes diplômés », etc.). Le cas de cette association à l'*éthos* entrepreneurial très marqué et faisant corps avec le capitalisme est intéressant parce qu'il nous invite à prendre nos distances avec une conception quelque peu naïve des émotions, qui voudrait que celles-ci soient le fruit de la spontanéité. Comme le souligne Aurélie Jeantet (2017, p. 89-90), « les émotions sont normées, modelées, travaillées, régulées. Le fait – déjà pointé par Durkheim, Marcel Mauss ou encore Norbert Elias – que les émotions sont socialement déterminées pose d'emblée la question de l'aliénation. (…). Pas plus que nos actions et nos pensées, les émotions ne sauraient échapper au déterminisme social, culturel et économique, et notamment à un façonnement par l'idéologie et la structure capitalistes qui prévalent dans nos sociétés. »

Le chapitre 4, consacré au « *care* environnemental » et au cas emblématique de la sauvegarde de l'ours brun dans les Pyrénées françaises, est lui aussi gorgé d'affects et d'émotions. Les professionnels qui œuvrent à la conservation du plantigrade sont tous des passionnés. Pister l'animal constitue pour eux une source de plaisir, notamment quand ils arrivent à surmonter les obstacles qui viennent du réel, c'est-à-dire à le suivre « à la trace » et à anticiper ses mouvements. Leur travail s'apparente alors à un jeu. L'excitation et le plaisir qu'ils peuvent en retirer sont intenses et donnent véritablement du sens à leur métier. Ces moments d'excitation et d'effervescence ont aussi pour effet de souder les agents et de maintenir intacte leur motivation. Néanmoins, comme nous l'avons montré dans le chapitre 4, leur travail ne s'arrête pas là puisqu'ils sont également en lien avec le monde de l'élevage, notamment en cas de dégâts sur les troupeaux domestiques imputables à l'ours. Confrontés à des éleveurs en colère et en souffrance, ils peuvent alors être déstabilisés et en proie à la souffrance, du fait des doutes et des questionnements que ce type de situation peut susciter et du sentiment d'impuissance qui peut en résulter (leur action, qui est au mieux réparatrice, est loin de couvrir les préjudices subis par les éleveurs en cas de dégâts imputables à l'ours). Il faut ici souligner l'ambivalence de ce travail de « *care* environnemental » sur le plan affectif et émotionnel, dans la mesure où celui-ci est à la fois tourné vers le plantigrade et vers les acteurs locaux impactés par la présence de l'ours (dont il faut aussi « prendre soin »). Leur travail combine donc passions joyeuses et passions tristes pour parler comme Spinoza.

Les affects et les émotions qui caractérisent le *care* sont donc ambigus. D'un côté, ils constituent une force motrice indéniable puisqu'ils permettent la réalisation du *care*. Il s'agit donc de véritables « outils de travail » (Jeantet, 2017) qu'il convient de reconnaître, de préserver et de développer. Notons, ici, qu'il n'y a pas vraiment lieu d'opposer des affects et des émotions qui seraient positifs dans un cas – comme le plaisir – et négatifs dans l'autre – comme la souffrance. Et, s'il en est ainsi, c'est parce que la souffrance peut être *créatrice* quand les travailleurs arrivent à surmonter le « réel du travail » (Dejours, 1995). De l'autre, les affects et les émotions peuvent se déployer dans des situations aliénantes. C'est le cas quand celui ou celle qui dispense le *care* en vient au sacrifice de soi et quand son travail n'est pas reconnu[102]. C'est également le cas quand les affects et les émotions sont façonnés, formatés, instrumentalisés, voire manipulés afin d'obtenir toujours plus d'engagement de la part des personnes. C'est le cas, enfin, quand la souffrance générée par certaines situations de travail, loin d'être créatrice, devient *pathogène* (Dejours, 1993) ; c'est alors la porte ouverte à la décompensation psychopathologique ou somatique, c'est-à-dire à la maladie. Il convient donc de prêter une grande attention au contexte (social, culturel et organisationnel) dans lequel s'enracine le *care* quand on souhaite éclairer le volet affectif et émotionnel du travail de *care* dans un cas particulier.

Au-delà du genre ?

Il n'aura sans doute pas échappé au lecteur que la plupart des protagonistes dont il est question dans ce livre sont des

---

[102] Joan Tronto (2009, p. 151) fait remarquer, à ce sujet, que « ceux qui prennent soin des autres estiment fréquemment que leur besoin de s'occuper d'eux-mêmes entre en conflit avec la sollicitude qu'ils doivent accorder aux autres ». C'est encore plus vrai lorsque les ressources (humaines, matérielles, etc.) viennent à manquer : « ils sont [alors] dans l'obligation de subordonner leurs propres besoins de *care* à ceux de la personne, de la chose ou du groupe auxquels ils dispensent leurs soins : l'infirmière qui n'a pas eu de pause pour déjeuner doit malgré tout soigner son patient » (Tronto, 2009, p. 191).

hommes, à l'exception du chapitre 1 consacré aux soins dans les institutions gériatriques. Dans le chapitre 2, le personnage central – le héros qui soutient sans relâche la cause des migrants – est Cédric Herrou. Dans le chapitre 3, même si les femmes ne sont pas absentes, ce sont deux parrains (Jean-Paul et Hervé) qui occupent le devant de la scène. Enfin, l'équipe qui est chargée de la conservation de l'ours brun dans les Pyrénées françaises, dont il est question dans le chapitre 4, est exclusivement masculine. Pourquoi cette prédominance des hommes dans un ouvrage consacré au *care*, alors même que les théoriciennes du *care* ont lourdement insisté sur le fait que dans la plupart des sociétés, le *care* revient majoritairement aux femmes ?

Il n'est évidemment ici nullement question de sous-estimer le rôle joué par les femmes dans le *care* – il est fondamental –, ni même de remettre en question ce qui a été dénoncé à longueur de pages par certaines théoriciennes du *care*, par exemple la prégnance des inégalités de genre[103], le poids de la domination masculine, ou encore les processus de mise en invisibilité du travail de *care* quand il est réalisé par des femmes[104]. Rendre visible et mettre en

---

[103] Dans un article récent consacré à la gestion de la crise sanitaire liée au Covid-19, Pascale Molinier fait remarquer que « sous le vernis des discours progressistes, les rapports de genre restent en France fondamentalement inégalitaires » (Molinier, 2021b, p. 26).

[104] Que cela soit dans la sphère privée ou dans le monde du travail. Soulignons que, pour Tronto, le *care* est affecté non seulement par le genre, mais aussi par l'origine ethnique et la classe : « En fait, ce n'est pas le seul genre mais aussi l'appartenance raciale et de classe qui, dans notre culture, permettent d'identifier qui pratique le *care* et de quelle manière. (…). Ici intervient un cercle vicieux : le *care* est dévalorisé et les personnes qui effectuent le travail du soin le sont également. » (Tronto, 2009, p. 156) S'il en est ainsi, c'est parce que « dans l'histoire occidentale, le soin a été principalement le travail des esclaves, des domestiques et des femmes » (Tronto, 2009, p. 156).

valeur le travail de *care* effectué par des hommes permet néanmoins de réfléchir aux conditions qui, au-delà du genre, rendent le *care* possible et permettent de le « dé-gendériser » (Molinier, 2010a).

Reprenons l'une des idées clés avancée par la politologue Joan Tronto – à savoir que « le *care* est à la fois une pratique et une disposition » (Tronto, 2009, p. 145) – pour étayer nos propos. Nous avons montré dans ce livre que la réalisation du *care* passait nécessairement par un ensemble de pratiques articulées les unes avec les autres. Ces pratiques sont incarnées par des femmes et/ou des hommes. Mais nous avons également montré que ces pratiques étaient rendues possibles par la présence de certaines dispositions chez les individus. La sensibilité au sort d'autrui, l'empathie ressentie au contact de certaines personnes vulnérables ou en difficulté, l'intérêt porté à certains problèmes sociaux ou environnementaux (les patients âgés fragilisés, les personnes en exil, les jeunes diplômés de condition sociale modeste qui peinent à trouver un emploi, la sauvegarde de l'ours brun dans les Pyrénées, etc.) constituent autant de dispositions qui vont pousser les individus à s'engager dans des actions de *care*[105]. Ces dispositions ne sont pas innées (ce ne sont ni des aptitudes ni des qualités « naturelles ») et ne naissent pas de nulle part. Elles prennent avant tout racine dans la socialisation primaire et secondaire, comme nous l'avons montré à

---

[105] A noter qu'il ne peut pas y avoir d'actions de *care* sans cette forme d'engagement particulière que constitue la sollicitude (qui est l'une des traductions possibles du terme *care* en français). Si, pour Tronto, la sollicitude connote une forme d'engagement, elle « comporte deux aspects supplémentaires. Premièrement, elle implique de tendre vers quelque chose d'autre que soi : elle n'est ni autoréférentielle ni autocentrée. Deuxièmement, elle suggère implicitement qu'elle va conduire à entreprendre une action. » (Tronto, 2009, p. 143)

plusieurs reprises dans cet ouvrage. Par exemple, dans son récit, Cédric Herrou (2020) insiste beaucoup sur ses origines sociales et familiales (socialisation primaire), mais aussi sur son engagement dans la vie associative locale (socialisation secondaire), pour rendre compte de ses actions de *care* envers les personnes en exil. Jean-Paul et Hervé évoquent, eux, leurs origines sociales et/ou ethniques pour éclairer le sens de leur engagement envers les jeunes diplômés de condition sociale modeste. Quant aux agents œuvrant à la conservation de l'ours brun dans les Pyrénées françaises, ils expliquent leur passion pour l'ours pour différentes raisons – l'ancrage dans un territoire et dans un imaginaire où l'ours a toute sa place, le fait d'être issu d'une famille de chasseurs, le fait d'avoir été sensibilisé à la protection de la faune sauvage lors de ses études de biologie à l'université, etc. –, mais qui renvoient toutes à leurs origines et à leur trajectoire. Il n'y a donc pas de déterminisme implacable qui ferait que les femmes seraient toutes dévolues au travail de *care*, tandis que les hommes, eux, en seraient entièrement dispensés, ce qu'admettent d'ailleurs bien volontiers certaines théoriciennes à propos du *care* réalisé au sein de la sphère privée : « certains parcours biographiques prédisposent des garçons à occuper une position de pourvoyeur de *care* dans leur famille tandis que des filles en sont complètement exemptes. Et ne parlons pas de la complexité des identifications de la fille au père, du garçon à la mère, etc. » (Ibos et *al.*, 2019, p. 63) Ce sont donc les situations dans lesquelles ils ont été placés et les expériences accumulées lors des périodes de socialisation (dans la famille, dans la sphère associative, lors de la découverte de tel ou tel milieu professionnel, etc.) qui vont prédisposer certains individus au *care*.

Peut-on pour autant se passer d'une analyse en termes de genre quand on étudie des situations concrètes de *care* ?

Nous ne le pensons pas. D'une part parce que les situations de *care* prennent généralement place dans un cadre collectif (la famille, la communauté, l'organisation, le réseau, etc.) où cohabitent hommes et femmes et où l'on observe assez souvent une répartition inégalitaire des tâches entre les deux sexes[106]. D'autre part parce qu'il n'est pas rare d'observer des différences de pratiques et d'attitudes entre les hommes et les femmes dans des situations de *care* où les deux sexes se côtoient sur un même lieu et exercent le même métier. C'est ce que nous avons constaté lors de l'enquête que nous avons menée dans l'unité hospitalière de gériatrie dont nous avons parlée dans le chapitre 1. Qu'avons-nous découvert à cette occasion ? Rappelons brièvement les faits. Nous avons remarqué que, durant les repas, la plupart des soignantes adoptaient une attitude « enveloppante » vis-à-vis des patients en fin de vie et/ou en perte d'autonomie, en vue de répondre autant que possible à leurs besoins. Ce type d'attitude n'a pas été observé chez les hommes. Au contraire, ces derniers ne prenaient pas véritablement le temps d'accompagner ce type de patients. L'enjeu se résumait pour eux à distribuer rapidement les repas. La qualité de la prise en charge des patients vulnérables s'en trouvait évidemment affectée. Pour expliquer cette situation, nous nous sommes appuyés sur les travaux menés par Pascale Molinier en psychodynamique du travail à

---

[106] L'exemple du partage des tâches domestiques au sein de la famille est à cet égard assez illustratif puisque même dans les pays à économie développée, « malgré leur entrée massive sur le marché du travail rémunéré, les femmes demeurent toujours les principales responsables du travail domestique » (Pugliese et *al.*, 2017). Nous considérons, à l'instar de Molinier et Cepada (2012), que le travail domestique fait partie du *care*. « Le soin des objets et des espaces de vie fait ainsi partie intégrale du soin des personnes et, au-delà des personnes souffrant d'incapacités, on peut considérer que tout travail domestique appartient au domaine du *care*. » (Molinier et Cepada, 2012, p. 34)

propos de la souffrance au travail et avons retenu l'hypothèse de la « sexuation des défenses » (Molinier, 2004a). Privilégier la vitesse d'exécution dans la distribution des repas au détriment de l'accompagnement des personnes vulnérables constitue en fait la pointe avancée d'une stratégie collective virile qui consiste à opposer un déni à la souffrance d'autrui. En mettant à distance la vulnérabilité et la souffrance d'autrui, les soignants souffrent moins. *A contrario*, si les soignantes s'accommodent plus facilement de la souffrance d'autrui, c'est parce qu'elles sont capables de la domestiquer. Et, s'il en est ainsi, c'est avant tout parce qu'elles recourent fréquemment à l'autodérision et qu'elles partagent des histoires concrètes en lien avec les situations vécues. Néanmoins, il reste à expliquer pourquoi en général les femmes tolèrent plus facilement que les hommes cette souffrance spécifique dont Molinier (2004a) parle dans ses travaux, à savoir la souffrance de compassion. Si l'on suit Molinier, c'est parce que, lors de leur socialisation, elles ont été davantage confrontées que les hommes à des situations de *care* et qu'elles ont dû réaliser des tâches concrètes en lien avec le *care* (par exemple au sein de leur famille). Ce faisant, elles ont pu développer des pratiques et une sensibilité à la souffrance d'autrui qui les prédisposent à réaliser dans leur vie professionnelle des activités de *care* et à déployer en situation de travail des attitudes davantage orientées vers le « bon » *care* (Tronto, 2009). Les processus de socialisation étant en fait genrés, il n'est pas étonnant de retrouver dans la vie professionnelle des pratiques et des attitudes elles-mêmes genrées. Pour autant, des hommes peuvent tout à fait être amenés à développer des attitudes qui relèvent du *care* (et qui sont associées traditionnellement à la sphère féminine), pour peu que leur socialisation les y prédispose.

Le potentiel de soin chez les hommes

Il est important de distinguer le sexe et le genre : le premier renvoie à une réalité biologique ; le second est le résultat d'une construction sociale et culturelle. C'est en substance ce qu'explique le primatologue et éthologue Frans de Waal dans un entretien accordé au journal *Le Monde* : « Pour moi, le sexe est binaire, mâle, femelle, avec une petite catégorie intermédiaire. Il est défini par les chromosomes, les hormones, votre corps, vos organes génitaux (…). Mais le genre est un ajout culturel, c'est la façon dont vous vous exprimez en tant qu'homme, en tant que femme. (…). C'est un concept précieux, variable, qui attire l'attention sur la culture et l'environnement et l'influence de ceux-ci sur vos comportements. » (de Waal, 2022, p. 4) Frans de Waal souligne également les interactions constantes qui existent entre le biologique et le culturel, et notamment l'influence du culturel sur le biologique : « Des études neuroscientifiques montrent que le cerveau d'un homme ayant charge d'enfant devient plus maternel, avec une amygdale plus grosse et plus de récepteurs à ocytocine, son profil hormonal se modifie, avec une baisse de la testostérone. Donc les hommes changent et ont un énorme potentiel pour le soin. Ce qui, je pense, est intéressant à une époque où les gens prônent une division différente au sein de la famille. » (de Waal, 2022, p. 5)[107]

Enfin, si une analyse en termes de genre reste de notre point de vue nécessaire, c'est parce qu'une grande partie des tâches de *care* réalisées dans la sphère privée le sont par des femmes, souvent de condition sociale modeste. Songeons par exemple aux activités de *care* qui s'exercent dans l'espace domestique et dans un cadre marchand au bénéfice des plus favorisés, à l'instar des prestations de ménage. Pour Damamme et Paperman (2009, p. 153), se focaliser sur la seule prise en charge des plus « vulnérables » est donc problématique puisque cela « contribue à perpétuer l'invisibilisation de toute une partie

[107] Le lecteur intéressé par les travaux de Frans de Waal sur le genre pourra lire avec profit l'ouvrage *Différents*, paru en 2022 aux éditions Les Liens qui Libèrent.

du travail réalisé dans la sphère domestique ». Prendre ce type d'argument au sérieux nous amène ce faisant à souligner une limite importante de nos enquêtes : le fait de ne pas avoir étudié les modalités de la répartition des tâches de *care* au sein de l'espace domestique. Concernant les hommes dont nous avons parlés dans ce livre, nous ne savons en effet rien quant à leur éventuel investissement dans le *care* domestique. Participent-ils aux tâches domestiques au sein de leur foyer ? Si oui, à quelle hauteur, et quels types de tâches prennent-ils en charge au juste ? Si non, à qui délèguent-ils ces tâches et selon quelles modalités ? Nous ne pouvons pas répondre à ces questions. Mais il n'est pas exclu que certains d'entre eux, parce qu'ils sont notamment accaparés par des activités de « *care* public » auprès de populations « vulnérables », en viennent à déléguer à des femmes de leur entourage la plupart des tâches de « *care* privé »[108]. « Prendre la lumière » en s'investissant pleinement dans une activité de « *care* public » est évidemment plus gratifiant que de réaliser des tâches de « *care* privé » qui, elles, ne se voient pas ! Toutes les tâches de *care* ne se valent donc pas aux yeux de la société – non pas parce que certaines d'entre elles seraient par nature dégradantes et d'autres nobles, mais parce que l'on ne leur attribue d'emblée pas la même valeur. Certaines tâches de *care* sont valorisées (ou valorisables) du fait qu'elles sont visibles, d'autres non parce qu'elles sont condamnées à rester dans l'ombre. Pour autant toutes ces tâches sont nécessaires « pour maintenir, perpétuer et réparer notre « monde », de sorte que nous puissions y vivre

[108] Il s'agit là d'une hypothèse de travail, qui demanderait bien évidemment à être passée à l'épreuve des faits.

aussi bien que possible », pour reprendre les propos de Fisher et Tronto (1990, p. 40).

Compétence(s) et action collective

La question de la compétence est au cœur des débats sur le *care*. Tronto (2009) l'évoque à maintes reprises dans son ouvrage *Un monde vulnérable*. Que dit-elle à ce sujet ?

Tout d'abord, elle prend ouvertement ses distances avec les positions du psychologue américain Lawrence Kohlberg qui, dans sa théorie du développement moral, ne s'intéresse qu'à la compétence intellectuelle mobilisée par les sujets pour résoudre des dilemmes moraux hypothétiques. Pour Tronto, le fait de posséder une telle compétence ne garantit nullement l'adoption d'un comportement prosocial – et donc le suivi d'une conduite morale dans le monde. Tronto (2009) mentionne à ce sujet les travaux des psychologues Paul Mussen et Nancy Eisenberg-Berg (1977) qui ont mis en évidence une relation floue entre le comportement prosocial et les stades de développement de Kohlberg. Selon eux, deux facteurs principaux seraient à l'origine du comportement prosocial – l'empathie et la prise de rôle (*role-taking* en anglais[109]) –, ces facteurs étant assez éloignés de la compétence intellectuelle mise en évidence par Kohlberg dans ses travaux.

Ensuite, Tronto (2009) fait de la compétence un des quatre éléments éthiques du *care*, les trois autres éléments étant l'attention (aux besoins des autres), la responsabilité (à l'égard de quelqu'un ou de quelque chose) et la capacité de réponse (du destinataire du *care*). Autrement dit, elle fait

[109] On pourrait aussi traduire la notion anglaise de *role-taking* par « décentration » (Vandenplas-Holper, 1987). Il s'agit d'une capacité à pouvoir adopter d'autres points de vue que le sien. Cette capacité est à la fois cognitive et émotionnelle.

de la compétence une des qualités morales du *care*. Son approche est donc conséquentialiste : les conséquences d'une action donnée doivent en effet selon elle constituer la base de tout jugement moral. Dans cette perspective, « Avoir l'intention de se soucier de l'autre [l'attention] et même endosser une responsabilité envers lui [la responsabilité] mais ne pas réussir à dispenser un soin adéquat [par manque de compétence] signifie qu'en fin de compte il n'est pas répondu au besoin » (Tronto, 2009, p. 179). Ce faisant, elle place au centre de ses réflexions la question de l'efficacité de l'action. Elle fait donc de la « performance » un critère clé pour évaluer le bien-fondé et la pertinence de toute action de *care*[110].

Enfin, Tronto ancre sa réflexion sur la compétence dans un cadre collectif. Cela l'amène à réfléchir à l'ensemble des ressources et compétences à mobiliser dans un contexte social particulier. Selon elle, « le *care* exige bien davantage que de bonnes intentions. Il demande une connaissance approfondie et réfléchie de la situation, de celle de tous les acteurs, comme de leurs besoins et de leurs compétences. La mise en œuvre de l'éthique du *care* exige une connaissance (…) du processus de soin. Ceux qui s'engagent dans ce processus doivent former des jugements : sur les besoins, sur les conflits entre besoins, sur les stratégies pour parvenir aux fins choisies, sur la

[110] Dans le champ des sciences de gestion et du management, Annick Bourguignon (2000) définit la performance « comme la réalisation des objectifs organisationnels, quelles que soient la nature et la variété de ces objectifs. Cette réalisation peut se comprendre au sens strict (résultat, aboutissement) ou au sens large du processus qui mène au résultat (action). » Cette définition peut s'appliquer aussi bien à l'individu qu'à l'organisation puisque, selon elle, l'individu ou l'organisation qui atteint ses objectifs est performant (Bourguignon, 1995).

capacité de réponse des destinataires, etc. » (Tronto, 2009, p. 183) Elle prend l'exemple des organisations qui viennent en aide aux malades du sida pour illustrer ses propos et souligner le caractère collectif (ainsi que les enjeux en termes de coordination) de certaines actions de *care*. Selon elle, « la tâche de prise en charge des besoins des personnes affectées par le sida va au-delà de la démarche consistant à se présenter à la porte de quelqu'un, à frapper et offrir un repas chaud. Il faut trouver une source régulière d'approvisionnement en nourriture, coordonner les bénévoles et trouver des fonds. » (Tronto, 2009, p. 148) Autant de défis à relever pour que ce type d'action collective soit couronné de succès. En passant du niveau individuel au niveau collectif, en mettant à l'épreuve les bonnes intentions de départ au regard des réalisations concrètes[111], et en soulignant le caractère contextuel et situé de toute action de *care*, elle prend résolument le contre-pied des approches normatives en termes de développement moral proposées par Kolhberg et Gilligan.

L'approche de Tronto nous semble intéressante à plusieurs titres. En premier lieu, son approche à la fois pragmatique et politique – pragmatique car elle pose la question de l'efficacité de l'action, politique puisqu'elle n'ignore pas les inégalités qui traversent les rapports sociaux dans les sociétés occidentales (inégalités de genre, entre les classes, etc.) – offre un point d'appui pour réfléchir aux enjeux (sociaux, politiques et organisationnels) inhérents à toute action collective de *care*. En second lieu, cette approche permet d'éclairer et de mettre en perspective nos observations et résultats empiriques. Nous avons certes montré que celles et ceux qui s'engagent dans des actions

---

[111] Sans sous-estimer pour autant les vicissitudes et les difficultés liées à toute forme d'action collective.

de *care* étaient amenés à mobiliser des compétences particulières pour mener à bien ces actions : par exemple des compétences émotionnelles pour les soignants en gériatrie, des compétences d'organisation dans le cas de l'aide aux personnes en exil (cf. le récit de Cédric Herrou dans le chapitre 2), des compétences relationnelles dans le cadre du parrainage des jeunes diplômés de condition sociale modeste, des compétences à la fois techniques et de médiation pour les agents chargés de la conservation de l'ours brun dans les Pyrénées françaises. Mais nous avons surtout montré le caractère nécessairement imbriqué des compétences des différentes parties prenantes dans une action collective de *care*. Prenons l'exemple de l'action collective impulsée par Cédric Herrou pour illustrer notre propos. La réussite de cette action repose certes sur sa détermination et ses compétences, mais aussi sur les compétences (profanes ou professionnelles) d'autres acteurs, par exemple celles des bénévoles qui sont venus prêter main forte à Cédric Herrou, ou encore celles des juristes et des avocats qui ont défendu la cause des migrants au niveau des tribunaux français. Par ailleurs, si cette action collective de *care* a été un succès, c'est aussi parce qu'il a été possible de coordonner ces acteurs et leurs compétences. *A contrario*, nous avons pu voir, dans le cas de la prise en charge complexe de Madame D relatée dans le chapitre 1, que quand les soignants en gériatrie ainsi que les autres parties prenantes (ex : les membres de la famille) peinaient à se coordonner, l'échec était au rendez-vous. A noter que ces problèmes de coordination se posent avec une acuité encore plus grande quand on réfléchit à des problèmes qui se posent à une échelle plus large. C'est notamment le cas dans le domaine du « *care* environnemental ». Songeons par exemple au problème du réchauffement climatique et de la nécessaire coordination entre les nations pour réduire les émissions de gaz à effet de serre, un problème épineux et complexe qui nécessite de croiser plusieurs grilles de lecture[112].

Ainsi s'achève ce chapitre consacré à la fabrique du *care*, qui entendait non seulement documenter le volet affectif et émotionnel du travail de *care*, mais aussi aborder la question du genre ainsi que la thématique des compétences mobilisées dans les situations de *care*.

---

[112] Il s'agit là d'un problème planétaire qui nécessite d'être appréhendé à la fois sous l'angle d'une éthique du *care* – puisqu'il convient de prêter une attention toute particulière aux nations et aux populations les plus vulnérables, c'est-à-dire celles qui subissent de plein fouet les conséquences délétères du réchauffement climatique – et sous l'angle d'une éthique de la justice – ainsi, lors de la COP 27, les parties présentes ont entériné le principe d'un fonds pour compenser les « pertes et préjudices », c'est-à-dire les dégâts irréversibles causés par le réchauffement climatique dans les pays les plus vulnérables.

Conclusion

Le projet d'une « société du soin mutuel » ou du « *care* » proposé par la socialiste Martine Aubry au printemps 2010, dont nous parlions dans l'introduction de ce livre, n'aura finalement été qu'un feu de paille. Sa candidature à l'élection présidentielle française de 2012 s'est d'ailleurs soldée par un échec retentissant[113]. Il faut dire qu'à l'époque la thématique du *care* n'était pas vraiment dans l'air du temps[114] ; elle n'est donc pas apparue comme suffisamment attractive et fédératrice pour porter au pouvoir la candidate socialiste.

Qu'en est-il aujourd'hui de la pertinence de cette thématique dans un contexte de crises multiples – sanitaire (cf. la pandémie de Covid-19), environnementale (cf. les problèmes du réchauffement climatique et de la perte de la biodiversité), économique et sociale (cf. notamment la crise de sens au travail dans les pays développés et la perte d'attractivité de certains métiers) ?

Parmi toutes ces crises, celle engendrée par la propagation du Covid-19 à l'échelle planétaire mérite une attention toute particulière. Elle a en effet remis au centre de l'actualité et des discussions la thématique du *care*. Cette crise exceptionnelle a en effet révélé tout un arrière-plan jusqu'ici négligé, fait d'évidences et de routines non-interrogées, d'habitudes ancrées et d'impensés, alimentant

---

[113] Martine Aubry a en effet été battue sèchement par François Hollande le 16 octobre 2011 (par 43,43% des voix contre 56,57%) lors du deuxième tour de la « primaire citoyenne » organisée conjointement par le Parti socialiste et le Parti radical de gauche afin de désigner leur candidat commun à l'élection présidentielle de 2012.

[114] Même si elle était discutée dans l'espace académique français.

le conservatisme et justifiant les hiérarchies sociales. Elle a notamment mis en lumière l'importance des professions du soin et, au-delà, l'utilité de tout un ensemble de métiers, peu ou pas reconnus. Or, comme le soulignent l'ancienne ministre socialiste Najat Vallaud-Belkacem et la philosophe Sandra Laugier dans un texte consacré au *care*, « Ce qui compte le plus pour notre vie ordinaire, mais aussi professionnelle, ce qui la rend possible – le travail des soignantes, nettoyeurs, éboueurs, caissières, livreurs, camionneurs – est en fait ce qui compte le moins dans l'échelle de valeurs que nous avons collectivement et involontairement validée. L'injustice sautait aux yeux, enfin, en temps de Covid. (…). C'est l'ensemble de ces fonctions vitales que la crise du Covid exhibait tout d'un coup. (…). Tout ce qui assurait de fait la continuité de la vie, jusqu'à présent pris en charge par des invisibles, la face immergée de la société, les « *taken for granted* » (tenus pour acquis) qui rendent nos vies possibles. » (Vallaud-Belkacem et Laugier, 2020, p. 4 et 5) Cette crise a ainsi projeté sur le devant de la scène ces « invisibles » qui font tenir la société, même si, aux salves d'applaudissements nourries sur les balcons que l'on a connues en France au printemps 2020[115], a très vite succédée une forme de lassitude, voire d'indifférence.

Cette crise a aussi donné raison à celles et ceux qui s'efforcent de déconstruire l'opposition entre autonomie et dépendance[116] et qui pensent le monde social en termes de vulnérabilité et d'interdépendance. Ainsi, pour la

[115] Afin d'honorer notamment les soignants, en première ligne face au Covid-19.

[116] Cette approche est selon eux factice et contre-productive.

philosophe du soin Cynthia Fleury (2019, p. 22), « la vulnérabilité est une vérité de la condition humaine, partagée par tous, et pas uniquement par ceux qui font l'expérience plus spécifique de la maladie ». Le problème, selon elle, est que « La vulnérabilité est une combinaison d'hyper-contraintes, qui sont souvent d'emblée dévalorisées, stigmatisées par la société comme étant non-performantes, invalidantes et créatrices de dépendances » (Fleury, 2019, p. 7)[117]. Mais, dans le même temps, ce qui est selon elle intéressant dans la vulnérabilité, « c'est qu'elle invite l'homme à inventer un *éthos*, à produire un geste plus soucieux de la différence de l'autre : elle fait naître chez nous une préoccupation, une attention, une qualité inédite de présence au monde et aux autres » (Fleury, 2019, p. 8). Ce faisant, elle rejoint certaines théoriciennes du *care* qui envisagent l'éthique du *care* comme une éthique de l'attention, à l'instar par exemple de Sandra Laugier (2015)[118].

Si le Covid-19 a remis sur le devant de la scène la thématique du *care*, adopter une grille de lecture en termes de *care* peut aussi permettre de penser d'autres types de

[117] Quand elle est poussée jusqu'au bout, l'opposition entre autonomie et dépendance aboutie à une partition entre, d'un côté, ceux qui sont autonomes, productifs, performants et qui ont une valeur (économique) aux yeux de la société, et, de l'autre, ceux qui sont dépendants et qui « coûtent » à la société (à savoir les « improductifs » : chômeurs, personnes âgées dépendantes, etc.).

[118] « En proposant de valoriser des caractéristiques morales identifiées comme féminines — l'attention, le souci des autres —, l'éthique du *care* a d'emblée contribué à modifier une conception dominante de l'éthique. Par là, elle a introduit des enjeux éthiques dans le politique, et placé la vulnérabilité, le particularisme et l'attention au cœur de la morale. » (Laugier, 2015, p. 128)

crise, par exemple la crise de sens au travail dans les pays développés et la perte d'attractivité de certains métiers. Dans ce domaine, une politique du *care* appropriée passe nécessairement par des mesures de revalorisation du travail et de métiers utiles socialement mais peu attractifs. Par « revalorisation », nous entendons ici non seulement d'éventuelles mesures salariales, mais aussi tout un panel d'actions fortes à mener dans le domaine de la gestion des ressources humaines : revalorisation des carrières, développement des compétences, accès facilité à la formation, reconnaissance de la pénibilité de certains métiers, amélioration des conditions de travail, communications ciblées à l'égard du grand public pour redorer le blason de ces métiers, etc. Chausser les lunettes du *care* peut aussi s'avérer fort utile pour appréhender et traiter des problèmes environnementaux particulièrement complexes, comme le réchauffement climatique ou encore la perte de la biodiversité. Ne serait-ce que pour identifier les populations (humaines, animales…) les plus vulnérables et les plus en danger, c'est-à-dire celles qui méritent une attention toute particulière et qui doivent bénéficier en priorité de mesures protectrices (ou réparatrices). Ici l'éthique du *care* vient en complément d'une éthique de la justice.

Pour finir, on peut se demander comment penser la fabrique du *care* à l'échelle de la nation afin de faire émerger une « société du soin mutuel ». Si l'édification d'une telle société passe par l'élaboration d'un projet politique global et le déploiement de tout un ensemble de politiques publiques, elle passe aussi par la mobilisation de la société civile et des territoires. Cela suppose néanmoins d'être en mesure d'identifier, d'analyser et de capitaliser les expériences locales originales en matière de *care*, et donc de partir « d'en bas », pas tant pour les généraliser et pour les dupliquer sur tout le territoire français quand elles s'avèrent pertinentes à un endroit donné, mais pour les mettre en lumière et en tirer des enseignements plus larges afin d'innover et de refonder certaines politiques publiques. Mais cela suppose, dans le même temps, de rompre avec certains travers dans la manière d'administrer les affaires publiques (le verticalisme, l'autoritarisme, le formalisme juridique, etc.) et avec certaines « passions » bien françaises (comme la fascination pour les normes ou encore le culte des « grands hommes ») pour privilégier des logiques d'action basées sur d'autres principes : l'horizontalité, la coopération, la proximité, l'équité, l'acceptation de la différence et du conflit, la confiance, etc. Ce n'est pas le moindre des défis.

Bibliographie

ANDRE, K. (2013). *Entre insouciance et souci de l'autre - L'éthique du «* care *» dans l'enseignement en gestion.* Thèse de doctorat en sciences de gestion, Université Paris I - Panthéon-Sorbonne.

ARENDT, H. (1966). *Eichmann à Jérusalem. Rapport sur la banalité du mal.* Gallimard, Paris.

BENEZIT, J. (2021). Figure de l'aide aux migrants, Cédric Herrou définitivement relaxé. *Le Monde* en date du 2 avril, p. 13.

BENHAMMOU, F., MERMET, L. (2003). Stratégies et géopolitique de l'opposition à la conservation de la nature : le cas de l'ours des Pyrénées. *Natures Sciences Sociétés*, 11, 381-394.

BLANC, J. (2009). Savoir relationnels et « engagement » avec le vivant : les dimensions oubliées du métier d'éleveur ? *Natures Sciences Sociétés*, 1, 29-39.

BOURGUIGNON, A. (1995). Peut-on définir la performance ? *Revue Française de Comptabilité*, 269, 61-66.

BOURGUIGNON, A. (2000). « Performance et contrôle de gestion ». In *Encyclopédie de Comptabilité, Contrôle de gestion et Audit*, Editions Economica, pp. 931-941.

BRUGERE, F. (2011). *L'éthique du « care ».* PUF, Paris.

BUBECK, D. (1995). *Care, Gender and Justice.* Clarendon Press, Oxford.

CAMARRA, J.J. (1996). *Boulevard des ours. Vingt ans sur les traces des derniers grands fauves de France.* Editions Milan, Toulouse.

CHAHSICHE, J.M. (2014). De l'« éthique du *care* » à la « société du soin » : la politisation du *care* au Parti socialiste. *Raisons politiques*, 56, 87-104

COLLARD, D. (2021). *Gériatrie : carrefour des souffrances. Une approche par la psychodynamique du travail*. L'Harmattan, Paris.

COLLARD, D., SUQUET, J.B. (2019). Le parrainage pour sortir de l'impasse ? Ambiguïtés autour d'un dispositif favorisant l'accès à l'emploi. *Nouvelle Revue de Psychosociologie*, 28, 85-95.

CROZIER, M., FRIEDBERG, E. (1977). *L'acteur et le système. Les contraintes de l'action* collective. Seuil, Paris.

DAMAMME, A., PAPERMAN, P. (2009). « *Care* domestique : délimitations et transformations ». In MOLINIER, P., LAUGIER, S. et PAPERMAN, P. (dir.). *Qu'est-ce que le care ? Souci des autres, sensibilité, responsabilité.* Editions Payot & Rivages, pp. 133-155.

DEJOURS, C. (1992). Pathologie de la communication, situation de travail et espace public : le cas du nucléaire. *Raisons pratiques*, (3), 177-201.

DEJOURS, C. (1993). *Travail : usure mentale*. Bayard Editions, Paris.

DEJOURS, C. (1995). *Le Facteur humain*. PUF, Paris.

DEJOURS, C. (1998). *Souffrance en France : la banalisation de l'injustice sociale.* Seuil, Paris.

DEJOURS, C. (2001). Subjectivité, Travail et Action. *La Pensée*, 328, 7-19.

DEJOURS, C. (2003). *L'Évaluation du travail à l'épreuve du réel. Critique des fondements de l'évaluation.* INRA, Paris.

DEJOURS, C. (2013). *Travail vivant. 1 : Sexualité et travail.* Editions Payot & Rivages, Paris.

DEJOURS, C. (2016). *Situations du travail.* Presses Universitaires de France, Paris.

DEJOURS, C. (2017). « Théorie du travail, théorie des pulsions et théorie critique : quelle articulation ? ». In CUKIER, A. (dir). *Travail vivant en théorie critique. Affects, pouvoir et critique du travail.* Presses universitaires de France, Paris, pp. 129-149.

DEJOURS, C. (2018). *Le corps d'abord. Corps biologique, corps érotique et sens moral.* Editions Payot & Rivages, Paris.

DEMAEGDT, C. (2012). *Apport de la clinique du travail à l'anthropologie psychanalytique du sens moral : Vers une théorie psychanalytique de l'action.* Thèse de doctorat en psychologie, CNAM, Paris.

DENAYER, D., COLLARD, D. (2014). Ce que gérer la faune implique : une approche par la théorie de l'acteur-réseau. Le cas de la conservation de l'ours brun dans les Pyrénées françaises. *Gérer et Comprendre*, 118, 78-88.

DENAYER, D., MOUGENOT, C., COLLARD, D. (2016). Sur les pas des hommes qui ont vu l'ours. La conservation de la faune sauvage, un travail réel. *Natures Sciences Sociétés*, 24, 15-23.

DENAYER, D., COLLARD, D. (2017). Travail et subjectivité : la conservation de l'ours brun pour métier. *Travailler*, 38, 119-139.

DESPRET, V. (2004). The body we care for: Figures of anthropo-zoo-genesis. *Body & Society*, 2 & 3, 111-134.

DESPRET, V. (2013). Responding Bodies and Partial Affinities in Human-Animal Worlds. *Theory, Culture & Society*, 7 & 8, 51-76.

DETIENNE, M., VERNANT, J.P. (1974). *Les ruses de l'intelligence. La métis chez les Grecs*. Flammarion, Paris.

DUPUIS-DERI, F. (2022). *Paniques à L'Université. Rectitude politique, wokes et autres menaces imaginaires*. Lux éditeur, Montréal.

FEKETE, L. (2018). Migrants, Borders and the Criminalisation of Solidarity in the EU. *Race and Class*, 59(4), 65-83.

FISHER, B. et TRONTO, J. (1990). « Towards a Feminist Theory of Caring ». In ABEL, E. & NELSON, M. (dir.). *Circles of Care*. State University of New York Press, Albany, NY, 36-54.

FLEURY, C. (2019). *Le soin est un humanisme.* Tracts Gallimard, 6, Paris.

FOUCAULT, M. (1981). *Subjectivité et vérité*. Seuil/Gallimard, Paris.

GARRAU, M. (2014). *Care et attention*. PUF, Paris.

GAULEJAC, V. de., BLONDEL, F., TABOADA-LEONETI, I. (1994). *La lutte des places*. Desclée de Brouwer, Paris.

GAULEJAC, V. de. (2006). La part maudite du management : l'idéologie gestionnaire. *Empan*, 61, 30-35.

GERNET, I., DEJOURS, C. (2009). Évaluation du travail et reconnaissance. *Nouvelle Revue de Psychosociologie*, 8, 27-36.

GILIBERTI, L. (2018). La militarisation de la frontière franco-italienne et le réseau de solidarité avec les migrant·e·s dans la Vallée de la Roya. *Mouvements*, 93, 149-155.

GILLIGAN, C. (1982). *In a Different Voice: Psychological Theory and Women's Development*. Harvard University Press.

GILLIGAN, C. (2008). *Une voix différente : Pour une éthique du* care. Flammarion, Paris.

GROSJEAN, M., LACOSTE, M. (1999). *Communication et intelligence collective. Le travail à l'hôpital*. Presses universitaires de France, Paris.

GUERIN, F., LAVILLE, A., DANIELLOU, F., DURAFFOURG, J., KERGUELEN, A. (1997). *Comprendre le travail pour le transformer. La pratique de l'ergonomie*. Éditions de l'ANACT, Lyon.

HABERMAS, J. (1979). *Communication and Evolution of Society*. Beacon Press, Boston.

HATCHUEL, A. (1998). « Comment penser l'action collective ? Théorie des mythes rationnels ». In TOSEL, A. et DAMIEN, R. (dir). *L'Action collective*. Presses Universitaires de Franche-Comté, Besançon, pp. 177-202.

HELD, V. (2006). *The Ethics of Care: Personal, Political, and Global*. Oxford University Press.

HENNION, A. (2009). Réflexivités. L'activité de l'amateur. *Réseaux*, 153, 55-78.

HENRY, M. (1965). *Philosophie et phénoménologie du corps*. PUF, Paris.

HERROU, C. (2020). *Change ton monde*. Les Liens qui Libèrent, Paris.

HOCHSCHILD, A. (1983). *The Managed Heart. Commercialization of Human Feeling*. University of California Press, Berkeley.

KOHLBERG, L. (1981). *The Philosophy of Moral Development*. Harper and Row, San Francisco.

IBOS, C., DAMAMME, A., MOLINIER, P., PAPERMAN, P. (2019). *Vers une société du* care *: Une politique de l'attention*. Le Cavalier Bleu, Paris.

ILLOUZ, E. (2006). *Les sentiments du capitalisme*. Le Seuil, Paris.

JEANTET, A. (2017). « Quels statuts des émotions dans le travail ? ». In CUCKIER, A. (dir.). *Travail vivant et théorie critique*. PUF, Paris, pp. 85-128.

LAUGIER, S. et PAPERMAN, P. (2005). *Le souci des autres. Ethique et politique du* care. Editions de l'EHESS, Paris.

LAUGIER, S. et MOLINIER, S. (2009). Politiques du *care*. *Multitudes*, 37 et 38, 74-75.

LAUGIER, S. (2015). *Care*, environnement et éthique globale. *Cahiers du Genre*, 59, 127-152.

LAURENT, S. (2010). La "société du care" de Martine Aubry fait débat. *Le Monde.fr*, publié le 14 mai.

LENDARO, A. (2018). Désobéir en faveur des migrants. Répertoires d'action à la frontière franco-italienne. *Journal des anthropologues*, 152-153, 171-192.

LENDARO, A. (2020). L'avocat(e) et la frontière : s'opposer par le droit au pouvoir discrétionnaire de l'État ? *Métropolitiques*, le 8 octobre. https://metropolitiques.eu/L-avocat-e-et-la-frontiere-s-opposer-par-le-droit-au-pouvoir-discretionnaire-de.html.

LEPLAT, J. (1995). À propos des compétences incorporées. *Éducation permanente*, 123, 101-114.

LHUILIER, D. (2009). Christophe Dejours. Résistance et défense. *Nouvelle Revue de Psychosociologie*, 7, 225-234.

MERMET, L. (1998). *L'Analyse stratégique de la gestion environnementale, illustrée par les tribulations d'un noyau de population relictuel d'ours bruns (Ursus Arctos) dans les Pyrénées occidentales françaises*. Engref/RGTE.

MERMET, L. (2001). L'Institution patrimoniale du Haut Béarn : gestion intégrée de l'environnement ou réaction anti-environnementale. *Responsabilité & Environnement*, 21, 9-21.

MERMET, L. (2002). Homme ou vie sauvage ? Société locale ou bureaucratie centrale ? Faux dilemmes et vrais rapports de force. *Responsabilité & Environnement*, 28, 13-21.

MERMET, L., BENHAMMOU, F. (2005). Prolonger l'inaction environnementale dans un monde familier : la fabrication stratégique de l'incertitude sur les ours du Béarn. *Écologie et politique*, 31, 121-136

MOLINIER, P. (1998). Autonomie morale subjective, théorie psychanalytique des instances morales et psychodynamique du travail. *Travailler*, 1, 55-69.

MOLINIER, P. (2004a). Psychodynamique du travail et rapports sociaux de sexe. *Travail et Emploi*, 97, 79-91.

MOLINIER, P. (2004b). *Vers une théorie de la féminité masculine*. Mémoire de synthèse pour l'habilitation à diriger des recherches, Université Lyon 2.

MOLINIER, P. (2008). *Les enjeux psychiques du travail*. Editions Payot & Rivages, Paris.

MOLINIER, P., LAUGIER, S et PAPERMAN, P. (2009). *Qu'est-ce que le* care *? Souci des autres, sensibilité, responsabilité.* Editions Payot & Rivages, Paris.

MOLINIER, P. (2009). « Quel est le bon témoin du *care* ? » In MOLINIER, P., LAUGIER, S et PAPERMAN, P. (dir.). *Qu'est-ce que le* care *? Souci des autres, sensibilité, responsabilité.* Editions Payot & Rivages, Paris, pp. 233-251.

MOLINIER, P. (2010a). Au-delà de la féminité et du maternel, le travail du care. *Champ psy*, 58, 161-174.

MOLINIER, P. (2010b). Souffrance, défenses, reconnaissance. Le point de vue du travail. *Nouvelle Revue de Psychosociologie*, 10, 99-110.

MOLINIER, P. et CEPADA, M.F. (2012). « Comme un chien à carreau ». Des employées domestiques colombiennes entre *care* et justice. *Travailler*, 28, 33-55.

MOLINIER, P. (2021a). *Care* et psychodynamique du travail. *Travailler*, 45, 11-29.

MOLINIER, P. (2021b). Pour des assises de l'essentiel. *Revue Française de Socio-Économie*, 26, 189-193.

MOLLARD, C. (2017). *L'accueil des migrants dans la vallée de la Roya : Hospitalité privée en contexte d'inhospitalité politique*. Mémoire de Master 1 Sociologies des mobilités, Université de Nice - Sophia Antipolis.

MOSS, C.J. (1989). *La longue marche des éléphants. Treize années avec les grands troupeaux du Kenya*. Robert Laffont, Paris.

MOZERE, L. (2009). *Avant-propos* du livre *Un monde vulnérable. Pour une politique du* care (de J. Tronto). Éditions La Découverte, Paris.

MUSSEN, P, EISENBERG-BERG, N. (1977). *Roots of Caring, Sharing, and Helping : The Development of Prosocial Behaviour in Children*. W. H. Freeman, San Francisco.

NODDINGS, N. (1984). *Caring, a Feminine Approach to Ethics & Moral Education*. University of California Press, Berkeley.

NODDINGS, N. (1995). « Caring ». In HELD, V. (dir.) *Justice and Care*, Vestview Press, Boulder.

ONFRAY, M. (2010). Martine, Carol, Simone et les autres. Le Parti socialiste s'inspire d'une éthique promue par l'Américaine Carol Gilligan. *Le Monde*, le 12 juin.

PAPERMAN, P. (2013). *Care et sentiment*. PUF, Paris.

PERILLEUX, T. (2005). Le déni de l'évaluation. *Travailler*, 13, 113-134.

PHARO, P. (1996). *L'injustice et le mal*. L'Harmattan, Paris.

PORCHER, J. (2002a). « Tu fais trop de sentiment », « bien-être animal », répression de l'affectivité, souffrance des éleveurs. *Travailler*, 8, 111-134.

PORCHER, J. (2002b). *Éleveurs et animaux. Réinventer le lien*. PUF/Le Monde, Paris.

PORCHER, J. (2011). *Vivre avec les animaux. Une utopie pour le XXIe siècle*. La Découverte, Paris.

PUGLIESE, M., FOSTIK, A., BOULET, M. et LE BOURDAIS, C. (2017). Le partage des tâches dans la famille : une transition inachevée ? *Cahiers de recherche sociologique*, n°63, 7-24.

RAÏD, L. (2013). Arguments d'indispensabilité : l'idée d'un *care* environnemental. *halshs-03266365*

RAWLS, J. (1997). *Théorie de la justice*. Seuil, Paris.

ROLO, D. (2013). *Contraintes organisationnelles, distorsion de la communication et souffrance éthique. Le cas des centres d'appels téléphoniques*. Thèse de doctorat en psychologie, CNAM, Paris.

ROLO, D. (2017). Histoire et actualité du concept de souffrance éthique. *Travailler*, 37, 253-281.

RUDDICK, S. (1980). Maternal Thinking. *Feminist Studies*, 2, 342-367.

SALMONA, M. (1986). L'éducation non formelle chez les enfants éleveurs français. *Production pastorale et société*, 18, 149-167.

SALMONA, M. (1994). *Les paysans français. Le travail, les métiers, la transmission des savoirs* - 2 tomes. L'Harmattan, Paris.

SALMONA, M. (2010). « Une pensée de l'action avec la nature et le vivant : la Métis et Jean-Pierre Vernant ». In *Agir en clinique du travail*, Clot Y. et Lhuillier D. (dir.). Ères, Toulouse, pp. 185-202.

SCHMITT, O. (2010) Martine Aubry cherche à redynamiser la pensée sociale progressiste, *Le Monde*, le 14 Avril.

SLAMA, S. (2017). Délit de solidarité : actualité d'un délit d'une autre époque. *LexBase. L'information juridique*. URL : www.gisti.org/IMG/pdf/art_slama_2017-04-20.pdf

SMUTS, B. (2008). « Embodied communication in non-human animals ». In Fogel, A., King, B. and Shanker, S. (dir). *Human Development in the Twenty-First Century*. Cambridge University Press, Cambridge, pp. 136–146.

STRAUSS A. (1992). *La trame de la négociation. Sociologie qualitative et interactionniste*. L'Harmattan, Paris.

STRUM, S.C. (1987). *Almost Human*, Random House, New-York.

THOREAU, H.D. (1999, édition originale 1849). *La désobéissance civile*. Mille et une nuits, Paris.

TOMBACCINI-VILLEFRANQUE, S. (1999). La frontière bafouée : migrants clandestins et passeurs dans la vallée de la Roya (1920-1940). *Cahiers de la Méditerranée*, 58, 79-95.

TRONTO, J. (1993). *Moral Boundaries: A Political Argument for an Ethic of Care*. Routledge, New-York, Londres.

TRONTO, J. (2009). *Un monde vulnérable. Pour une politique du* care. Éditions La Découverte, Paris.

VALLAUD-BELKACEM, N. et LAUGIER, S. (2020). *La société des vulnérables. Leçons féministes d'une crise*. Tracts Gallimard, 19, Paris.

VANDENPLAS-HOLPER, C. (1987). *Éducation et développement social de l'enfant*. Presses Universitaires de France, Paris.

WAAL (DE), F. (2022). *Différents. Le genre vu par un primatologue*. Editions Les liens qui Libèrent, Paris.

WAAL (DE), F. (2022). Le genre au miroir de la primatologie. *Cahier du « Monde » science & médecine* du 12 octobre.

WEBER, M. (2003, édition originale 1904-1905). *L'Éthique protestante et l'esprit du capitalisme*. Gallimard, Paris.

Table des matières

Ces différents constats ne doivent pas être envisagés de manière indépendante et séparée comme s'ils coexistaient les uns à côté des autres; il faut plutôt les considérer dans leurs interactions qui contribuent à faire émerger un dispositif de base – à la fois social, culturel, juridique et éthique – dans lequel se construit l'expérience des femmes qui choisissent de donner naissance à un enfant dans un monde aujourd'hui dominé par la prise en charge biotechnologique de la grossesse et de l'accouchement. La large place que Raymonde Gagnon fait aux récits des femmes rencontrées à trois moments sur le chemin allant de la grossesse à l'accouchement lui a permis de poser un regard, en quelque sorte du dedans, sur la forte médicalisation de la naissance dans le monde d'aujourd'hui. Pratiquement toutes les femmes lui ont dit leur espoir d'un suivi de leur grossesse et d'un accouchement qui iraient dans le sens d'un minimum de technologie, certaines espérant même un accouchement naturel. En réalité, près du tiers d'entre elles ont accouché par césarienne et/ou avec le recours à l'épidurale, des procédures qui se sont faites dans un environnement médical fortement technologisé. Il s'est révélé impossible pour ces femmes d'échapper à la prise en charge par la technologie médicale de cet évènement important de leur vie.

Ce livre pose, en s'appuyant sur les discours des femmes elles-mêmes, la question de l'humanisation des techniques de prise en charge de la grossesse et de l'accouchement. Selon l'autrice, l'humanité devra assumer, au cœur d'une civilisation devenue de plus en plus biotechnique, un rapport critique envers son savoir et ses pouvoirs sur la vie. Le nouvel humanisme dont elle esquisse les contours se construira, pense-t-elle, autour de la notion même de vie en tant que respect des règles inscrites au cœur des grands rythmes de la nature. Raymonde Gagnon signale que l'humanisme ancré dans le respect des rythmes naturels impose, pour une part, des limites à l'utilisation abusive des biotechnologies sans rejeter pour autant certaines des grandes avancées médicales faites dans la connaissance des processus biologiques de la grossesse et de l'accouchement.

Tout au long de ce magnifique livre, l'autrice se demande comment faire prévaloir, au cœur d'une médecine de plus en plus technicienne, un projet éthique qui soit fondé sur le respect des règles qui ont historiquement présidé à la formation de la vie et au maintien de celle-ci à travers les âges. Au fond, les récits racontés par les femmes au sujet de la naissance de leurs enfants viennent dire que chaque être vivant fait pleinement partie de la longue histoire de la vie. Face aux « risques de dérive » que la gestion technicienne de la naissance pourrait générer, Raymonde Gagnon dit se fier à ce que nous ont appris les sciences humaines, spécialement à la sociologie et à l'anthropologie, pour penser l'humanité en tant qu'héritage reçu des générations qui nous ont précédés. Cette approche nous permet de jeter le doute sur les discours séduisants du progrès et sur ce que l'on appelle les « formidables possibilités des biotechnologies ». Ce doute ne signifie en rien qu'il faille tourner le dos à l'avancement de nos savoirs.

Refusant de voir les choses en noir et en blanc, Raymonde Gagnon a écrit un ouvrage tout en nuances. Son livre invite à une réflexion fondamentale sur la place de l'avenir de la vie dans le monde technicien qui est le nôtre.

Gilles Bibeau, professeur émérite
Département d'anthropologie
Université de Montréal

Structures éditoriales du groupe L'Harmattan

L'Harmattan Italie
Via degli Artisti, 15
10124 Torino
harmattan.italia@gmail.com

L'Harmattan Hongrie
Kossuth l. u. 14-16.
1053 Budapest
harmattan@harmattan.hu

L'Harmattan Sénégal
10 VDN en face Mermoz
BP 45034 Dakar-Fann
senharmattan@gmail.com

L'Harmattan Cameroun
TSINGA/FECAFOOT
BP 11486 Yaoundé
inkoukam@gmail.com

L'Harmattan Burkina Faso
Achille Somé – tengnule@hotmail.fr

L'Harmattan Guinée
Almamya, rue KA 028 OKB Agency
BP 3470 Conakry
harmattanguinee@yahoo.fr

L'Harmattan RDC
185, avenue Nyangwe
Commune de Lingwala – Kinshasa
matangilamusadila@yahoo.fr

L'Harmattan Congo
219, avenue Nelson Mandela
BP 2874 Brazzaville
harmattan.congo@yahoo.fr

L'Harmattan Mali
ACI 2000 - Immeuble Mgr Jean Marie Cisse
Bureau 10
BP 145 Bamako-Mali
mali@harmattan.fr

L'Harmattan Togo
Djidjole – Lomé
Maison Amela
face EPP BATOME
ddamela@aol.com

L'Harmattan Côte d'Ivoire
Résidence Karl – Cité des Arts
Abidjan-Cocody
03 BP 1588 Abidjan
espace_harmattan.ci@hotmail.fr

Nos librairies en France

Librairie internationale
16, rue des Écoles
75005 Paris
librairie.internationale@harmattan.fr
01 40 46 79 11
www.librairieharmattan.com

Librairie des savoirs
21, rue des Écoles
75005 Paris
librairie.sh@harmattan.fr
01 46 34 13 71
www.librairieharmattansh.com

Librairie Le Lucernaire
53, rue Notre-Dame-des-Champs
75006 Paris
librairie@lucernaire.fr
01 42 22 67 13

www.ingramcontent.com/pod-product-compliance
Lightning Source LLC
LaVergne TN
LVHW021213061026
849535LV00008B/2720